치매 예방 컬러링 북

누구나 쉽게 따라 할 수 있는
화투 색칠하기

치매예방놀이연구회 엮음

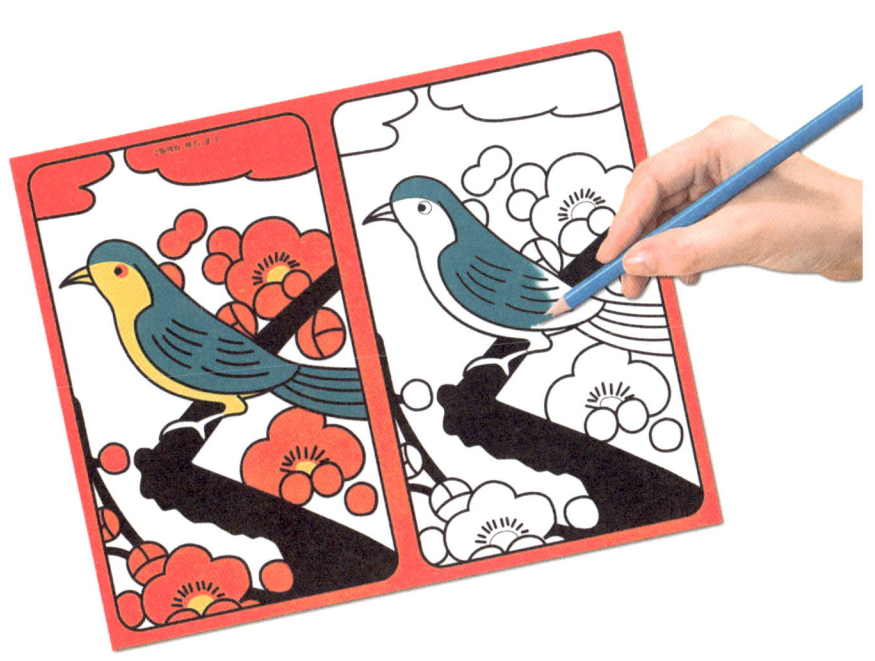

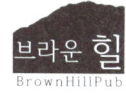
브라운힐
BrownHillPub

차 례

화투 패의 구성 ·················· 4
고스톱의 규칙 ·················· 5
전통 화투 그리기 ·················· 6
전라도 화투 그리기 ·················· 66
경상도 화투 그리기 ·················· 80
제주도 화투 그리기 ·················· 94
냥투 그리기 ·················· 108
멍투 그리기 ·················· 110
보너스 패(조커) 그리기 ·················· 112

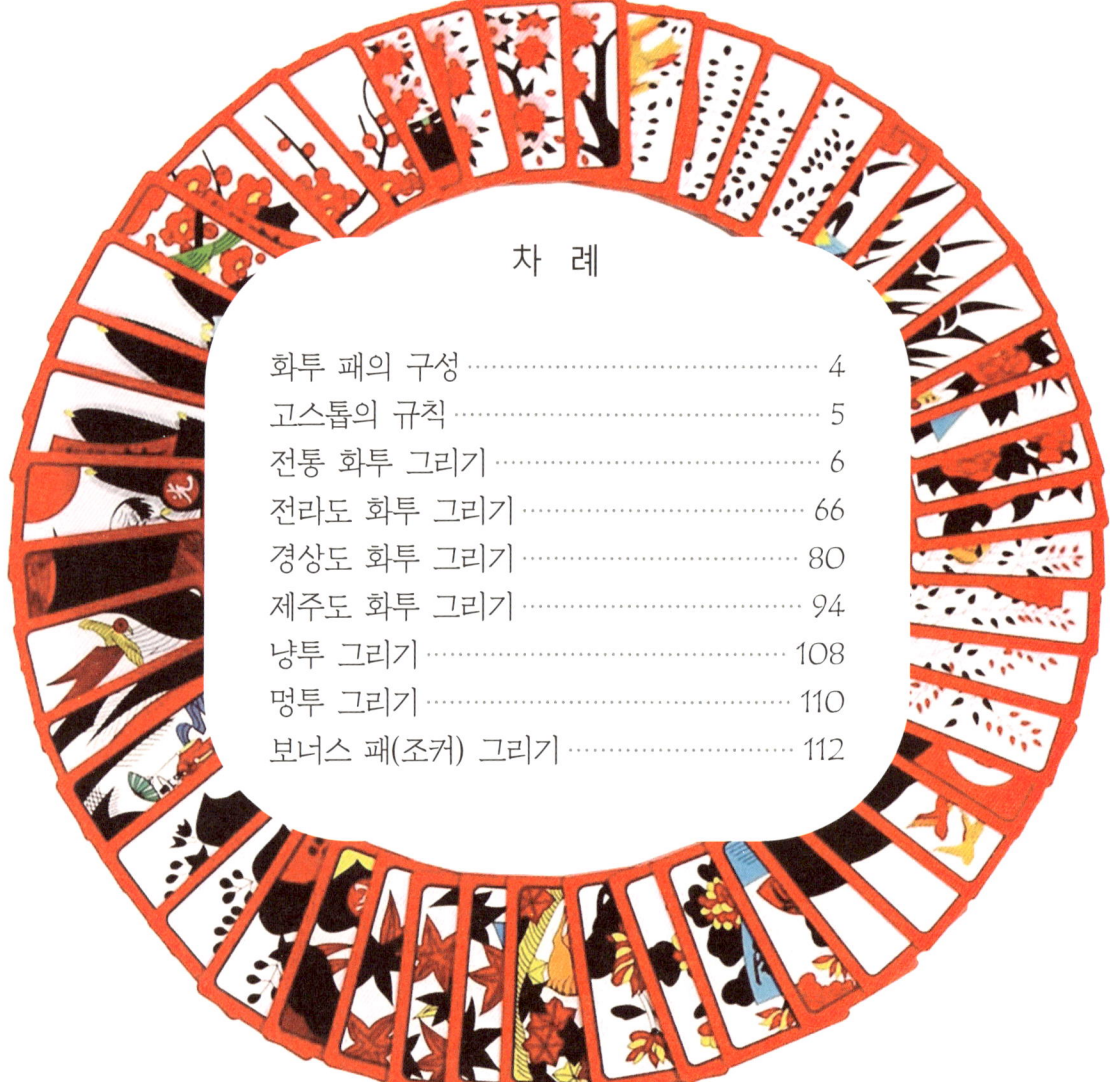

책을 펴내며

손은 뇌가 내리는 명령을 수행하는 운동기관인 동시에 뇌에 가장 많은 정보를 제공하는 감각기관입니다. 따라서 손을 움직이거나 손으로 바깥의 변화를 받아들이는 행동은 뇌를 활성화시키고 전두엽에 자극을 줌으로써 치매 예방에 도움을 준다고 볼 수 있습니다.

이런 점에서 그림 색칠하기는 지루하지 않고 즐겁게 치매의 위협에 맞서는 상책(上策)입니다. 여러 연구를 통해서도 밝혀졌듯이 색칠하기나 그림 그리기는 기억력을 증진시키는 데 글쓰기보다 더욱 효과적이라고 합니다. 색칠이나 그림을 위해서는 손을 움직이는 것뿐 아니라 시각적인 면과 공간적인 면, 언어적인 요소까지 함께 요구되는 까닭입니다.

많은 그림 소재 중에 화투를 고른 이유는 그만큼 우리들과 친숙해서입니다. 1970년대 중반부터 불기 시작한 고스톱의 열풍으로 이미 화투는 '국민 테이블 게임' 또는 '명절 가족놀이'의 일등공신으로 자리매김한 지 오래입니다. 성인들 중에 지금까지 화투를 구경하지 못한 분은 없을 것이라고 생각합니다.

또한 화투의 이미지는 단순하고 깔끔합니다. 쓰인 색깔도 기존 화투는 네 가지, 요즘 볼 수 있는 디자인 화투나 캐릭터 화투도 대여섯 가지를 넘지 않습니다. 그렇기 때문에 누구나 쉽고 재미있게 그림을 완성할 수 있습니다.

이 책은 기존의 화투 그림 외에 더욱 흥미를 느낄 수 있도록 각 지방(경상도, 전라도, 제주도)의 모습을 담은 이색적인 화투, 야옹이와 멍멍이가 나오는 '냥투'와 '멍투' 그리고 보너스 패(조커) 등 61개의 화투 그림을 따라 색칠할 수 있게끔 구성했습니다. 요즘 흔히 하는 표현으로 '가성비가 높다.'고 자부(?)해도 괜찮을 듯싶습니다.

왼쪽 페이지의 견본을 보고 똑같이 색칠해도 되고, 좋아하는 색으로 자유롭게 색칠해도 됩니다. 몇 가지 색깔의 아주 간단한 채색 도구만 준비하면 언제 어디서든 알차고 여유로운 시간을 보낼 수 있습니다. 치매 예방뿐만 아니라 소일거리가 마땅치 않은 분들에게도 이 책은 즐거움을 선사할 것입니다.

뇌와 손을 사용한 색칠 훈련을 통해 치매 예방과 건강, 성취감과 자신감을 함께 챙기면서, 가족과 지인들의 변함없는 사랑과 믿음 가운데 행복한 삶을 영위하시기 바랍니다.

엮은이

화투 패의 구성 (고스톱의 경우)

달	명칭	패				
		광	끗(열 끗)	띠(단)	피	쌍피
1월	송학(松鶴), 솔	○		○	○ ○	
	광에는 두루미와 태양이 그려져 있다.					
2월	매화, 매조(梅鳥)		○	○	○ ○	
	끗에는 섬휘파람새가 그려져 있다.					
3월	벚꽃, 사쿠라	○		○	○ ○	
4월	흑싸리, 싸리		○	○	○ ○	
	원래는 등나무[藤]인데 모양이나 색깔 때문에 흑싸리로 불리는 경우가 많다. 끗에는 두견새가 그려져 있다.					
5월	난초(蘭草)		○	○	○ ○	
	원래는 창포(菖蒲)다. 끗에는 일본식 정원에서 볼 수 있는 다리인 야쓰하시[八橋]가 그려져 있다.					
6월	모란[牡丹], 목단		○	○	○ ○	
	끗에는 나비 두 마리가 그려져 있다.					
7월	홍싸리[萩]		○	○	○ ○	
	본래의 싸리인데 4월의 흑싸리(등나무)와 구분하기 위해 홍싸리로 불린다. 끗에는 멧돼지가 그려져 있다.					

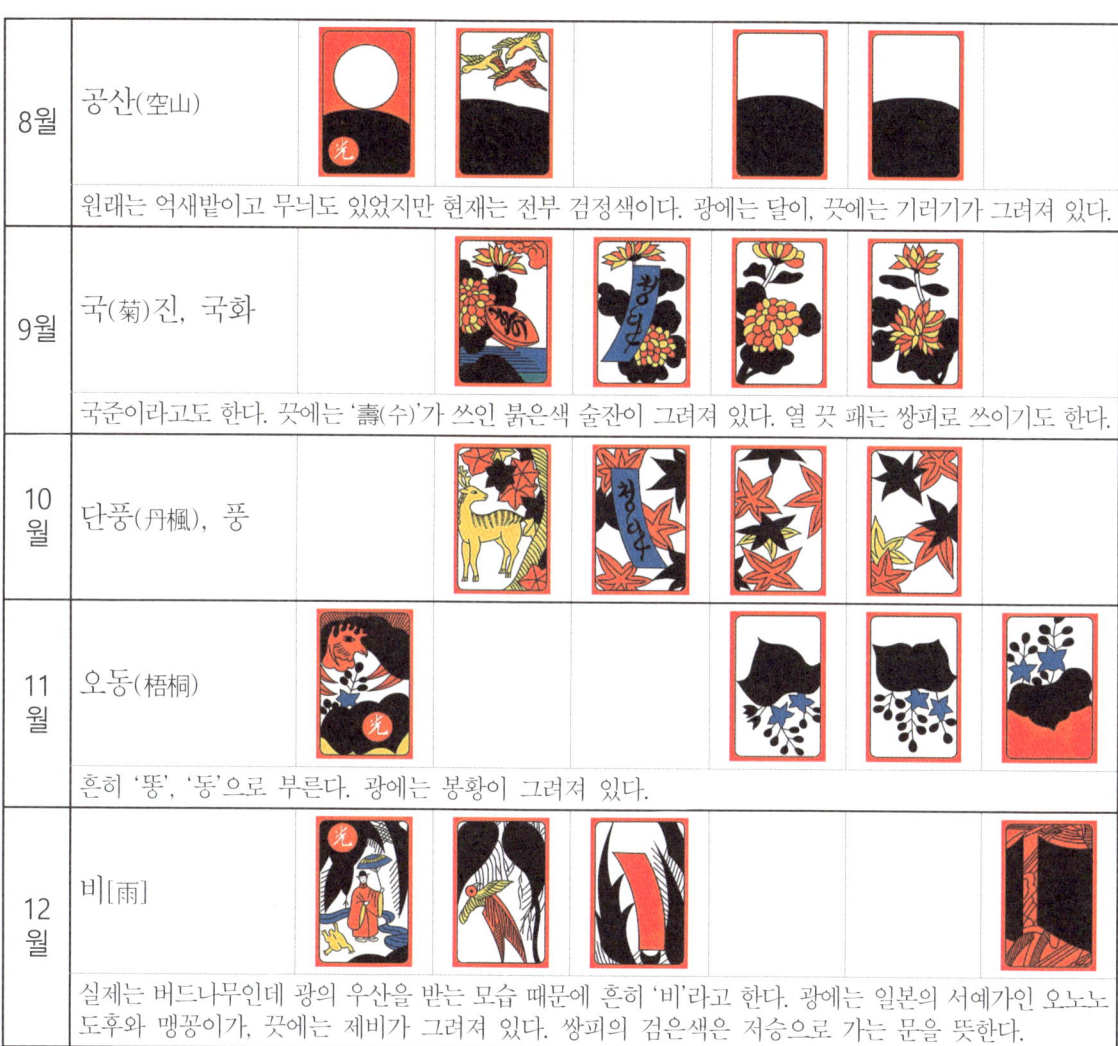

고스톱의 규칙

광 : 석 장이 모여 3점이 되며, 넉 장이면 4점, 다섯 장이 모두 모이면 15점이다. 예외적으로 비를 포함한 비 3광은 2점으로 계산한다.

끗(열 끗) : 모두 아홉 장이 있다. 다섯 장이 모여 1점이 되며, 이후로 한 장마다 1점씩 추가된다. 2월, 4월, 8월의 다섯 마리 새를 모으면 '고도리'라 하여 5점이 가산된다. 일곱 장 이상을 모으고 이기면 멍박(멍텅구리 박)이 되어 두 배로 계산한다. 예외적으로 5월과 9월은 쌍피로 사용하기도 한다.

띠 : 다섯 끗이라고도 한다. 다섯 장이 모여 1점이 되며, 이후로 한 장마다 1점씩 추가된다. 홍단(1월, 2월, 3월), 초단(4월, 5월, 7월), 청단(6월, 9월, 10월)의 경우는 같은 종류 석 장씩을 모으면 각각 3점으로 계산한다. 지역에 따라 비를 포함한 비 초단도 있다.

피 : 열 장이 모여 1점이 되며, 이후로 한 장마다 1점씩 추가된다.

쌍피 : 한 장당 피 두 장의 가치를 가진다. 11월, 12월에 해당한다. 예외적으로 9월의 경우에는 끗과 쌍피 둘 중 하나를 선택해 사용할 수 있다. 5월의 끗을 쌍피로 할 때도 있다.

보너스 패(조커) : 쥐고 칠 때에는 쌍피이고, 뒤집기에서 나오면 한 번 더 뒤집을 수 있는 권한이 있다.

1월(송학, 솔) 광

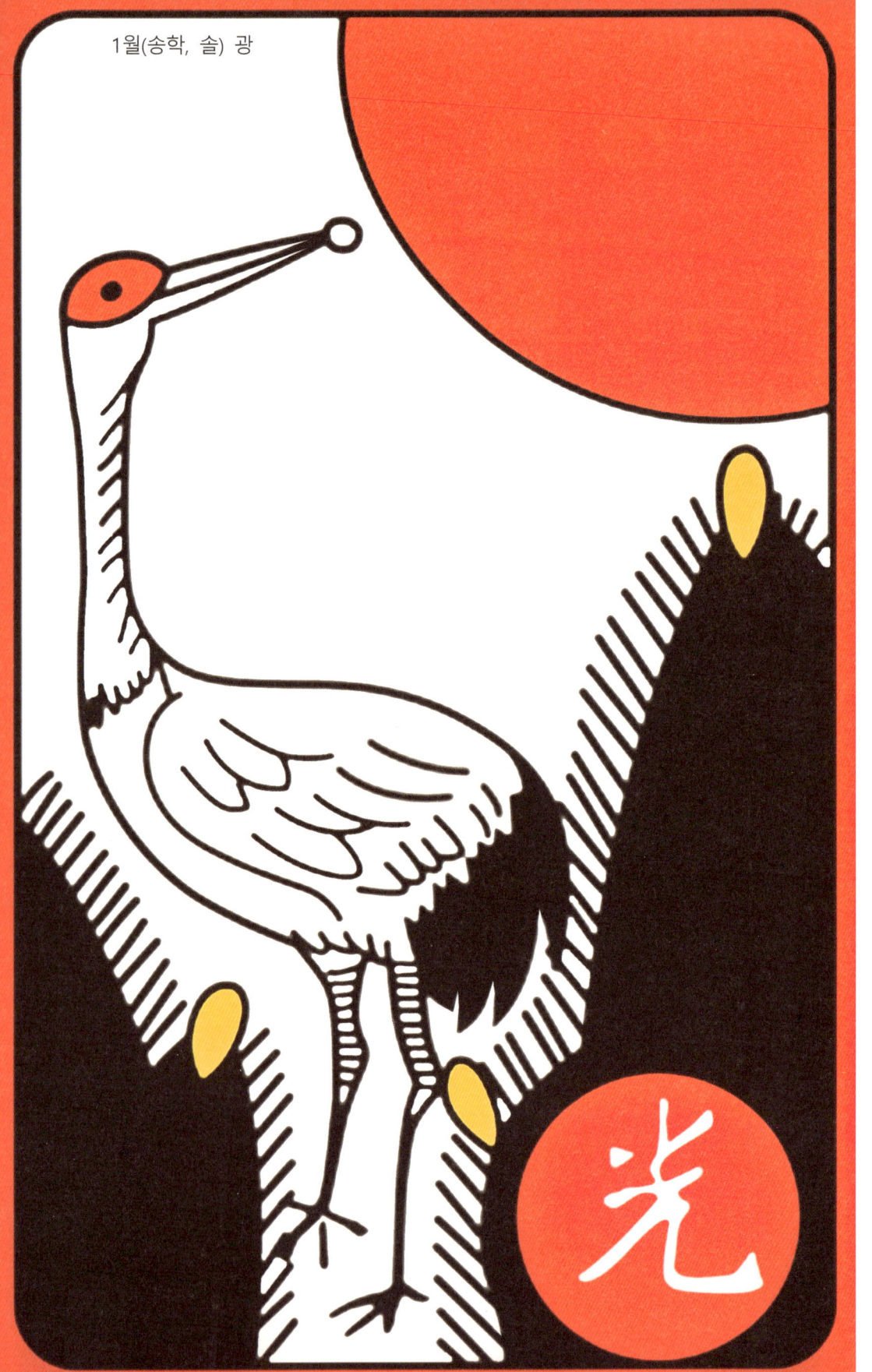

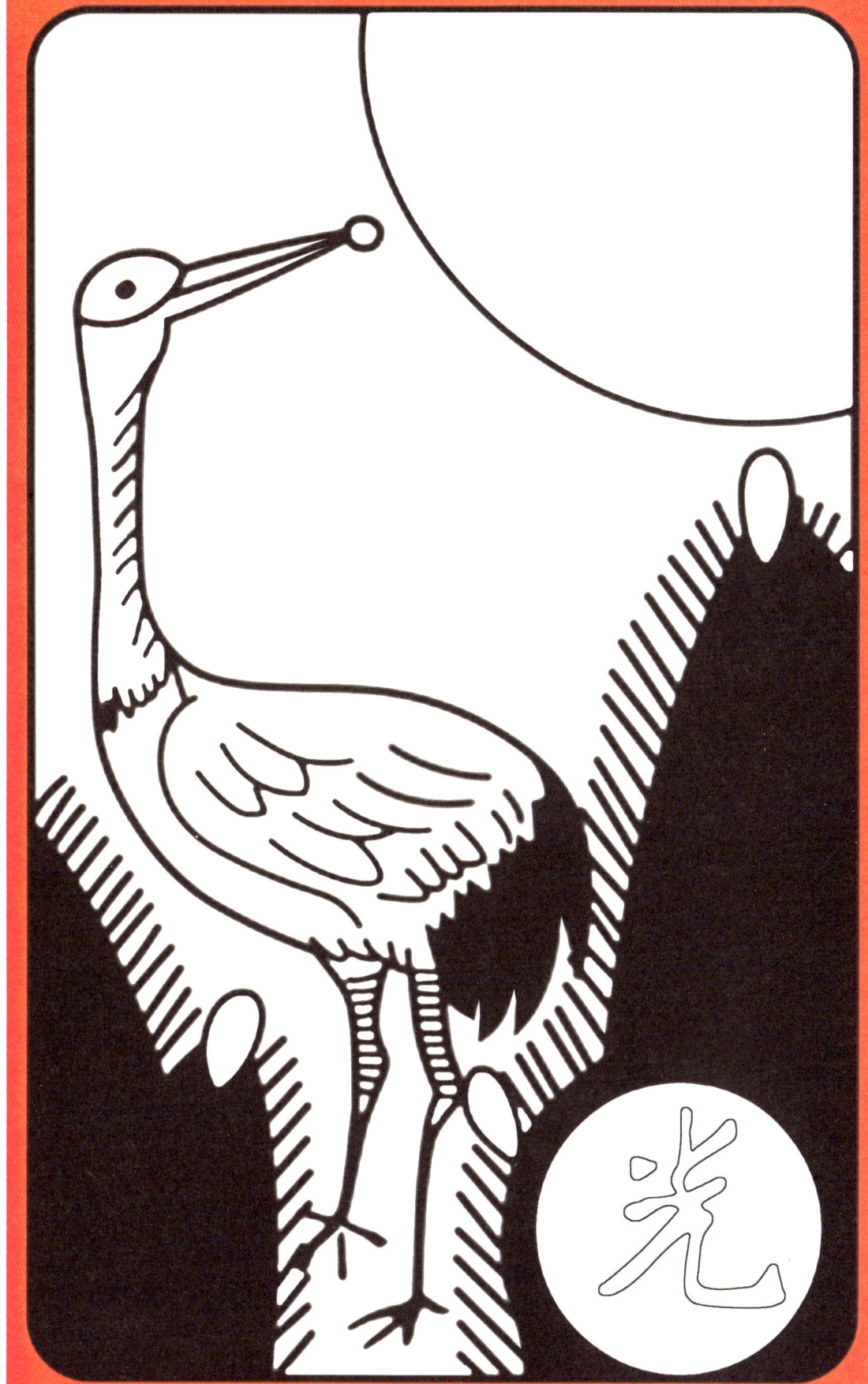

1월(송학, 솔) 띠(홍단)

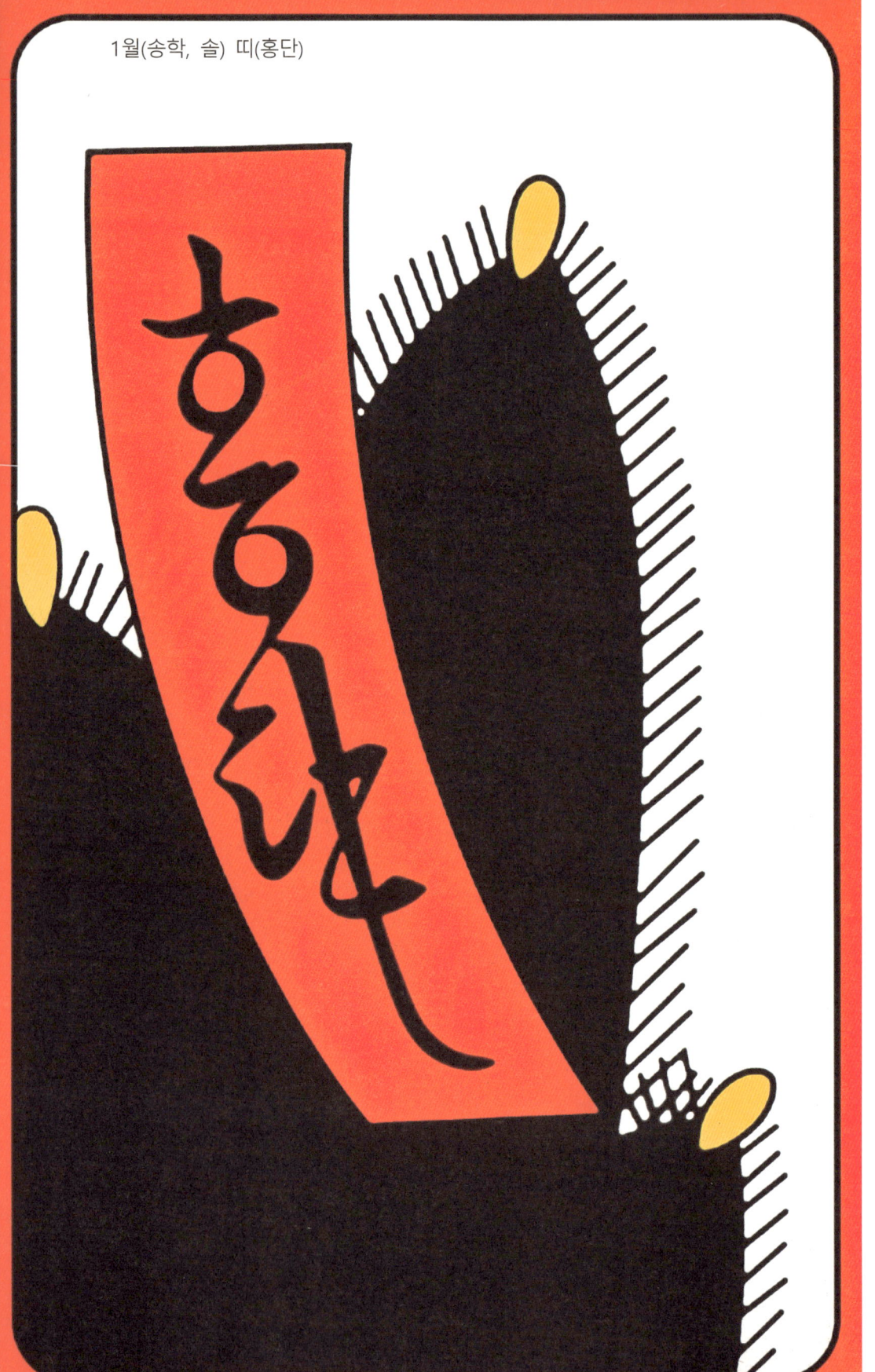

あのームし

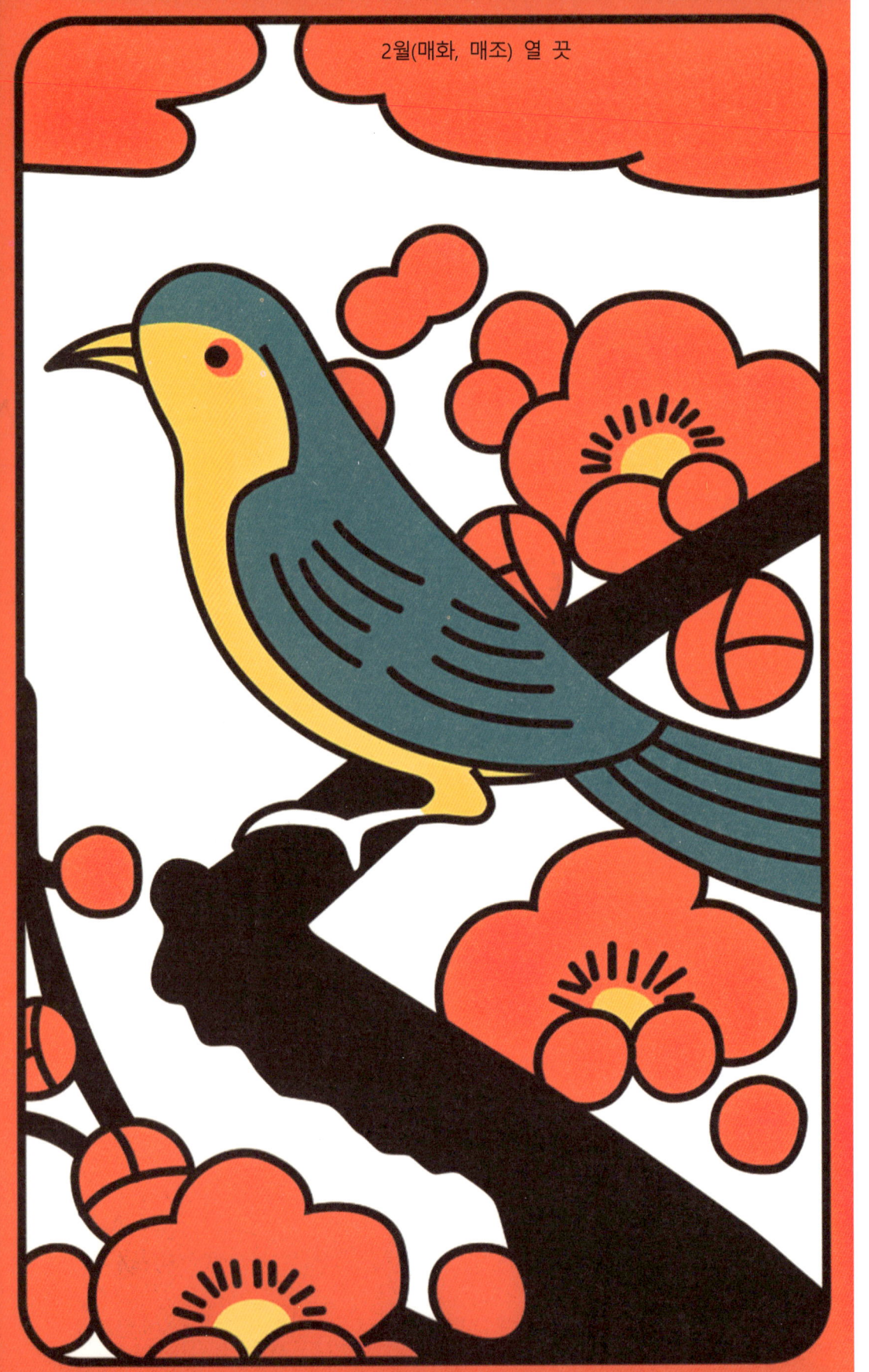

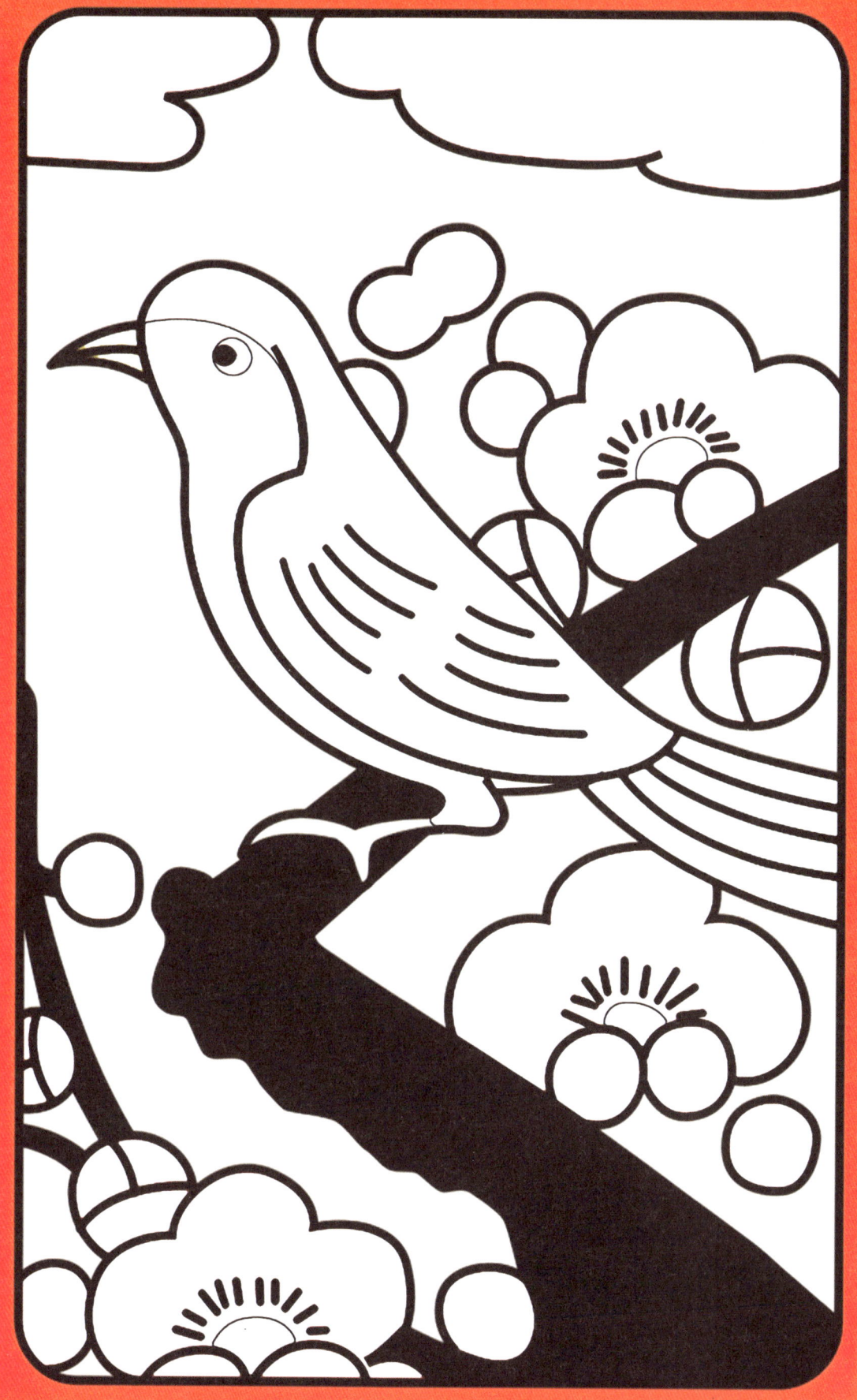

2월(매화, 매조) 띠(홍단)

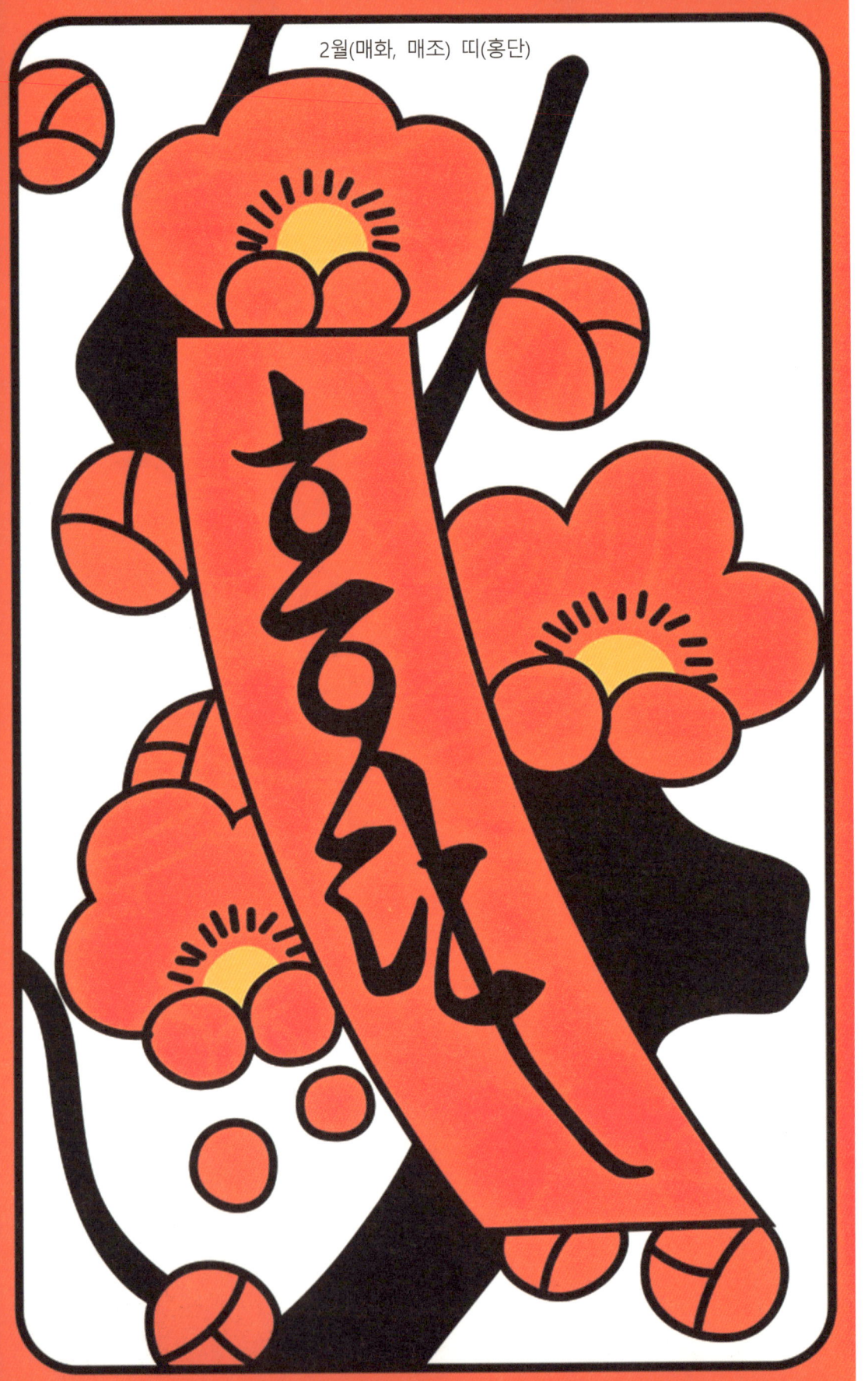

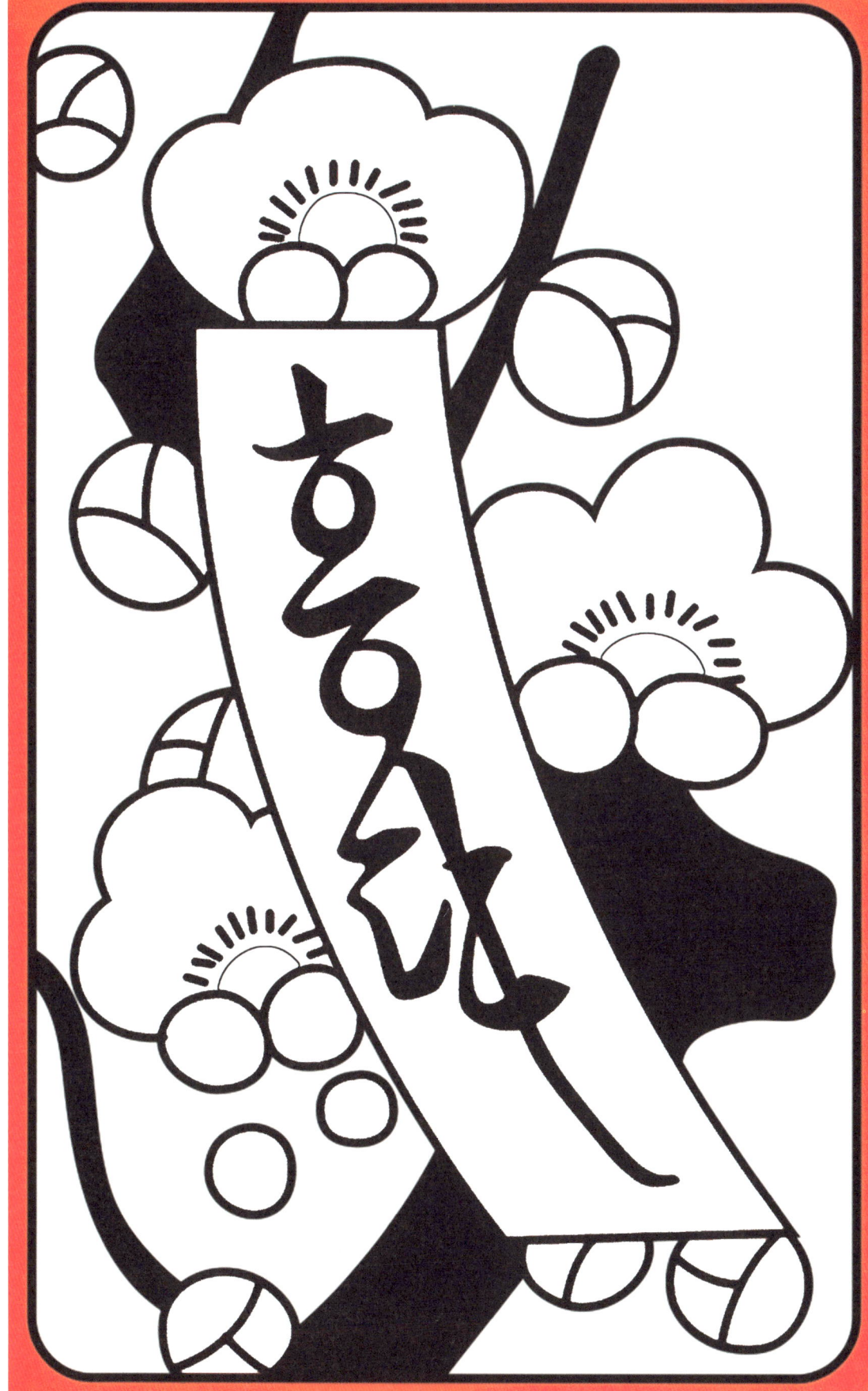

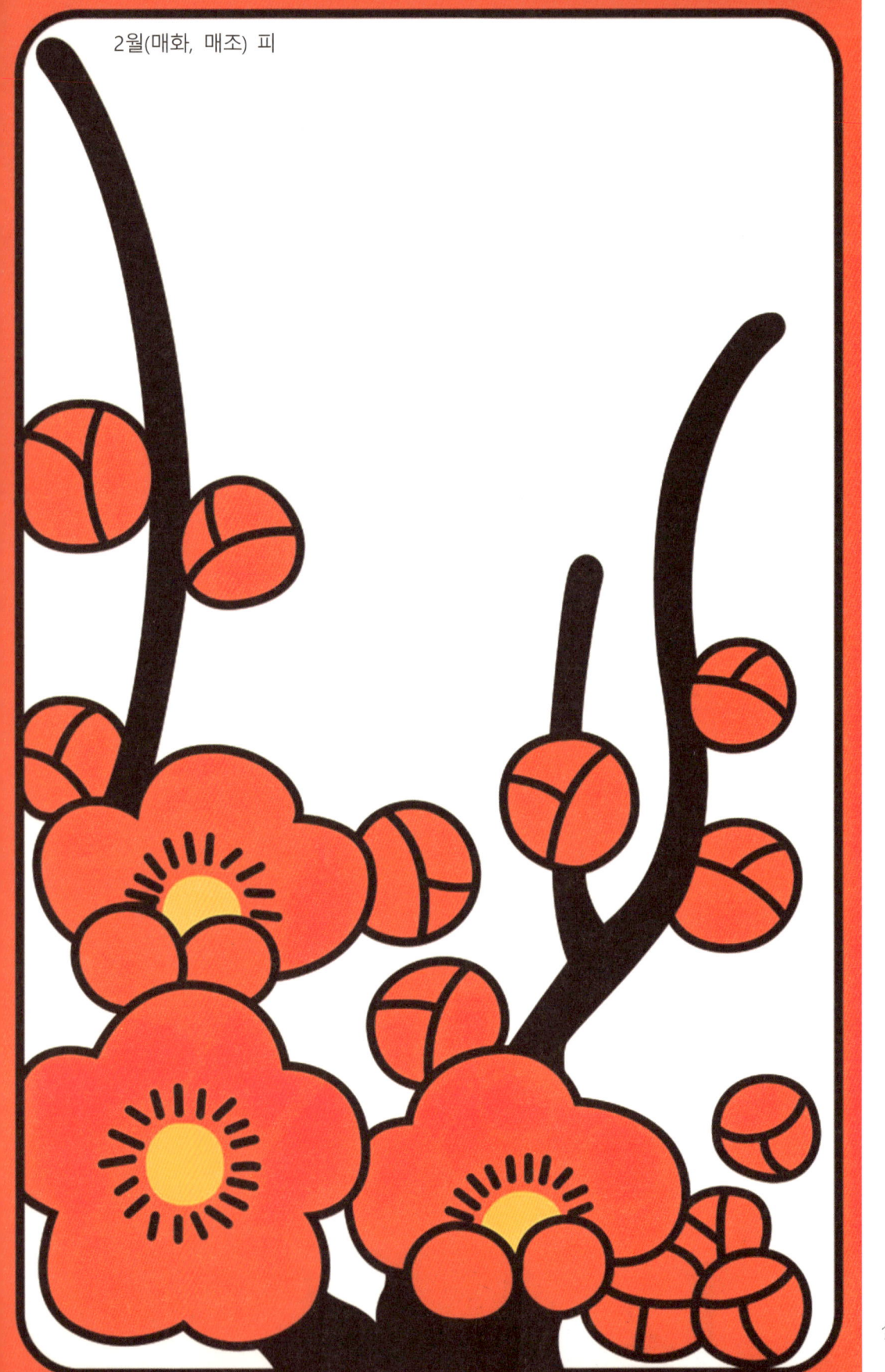

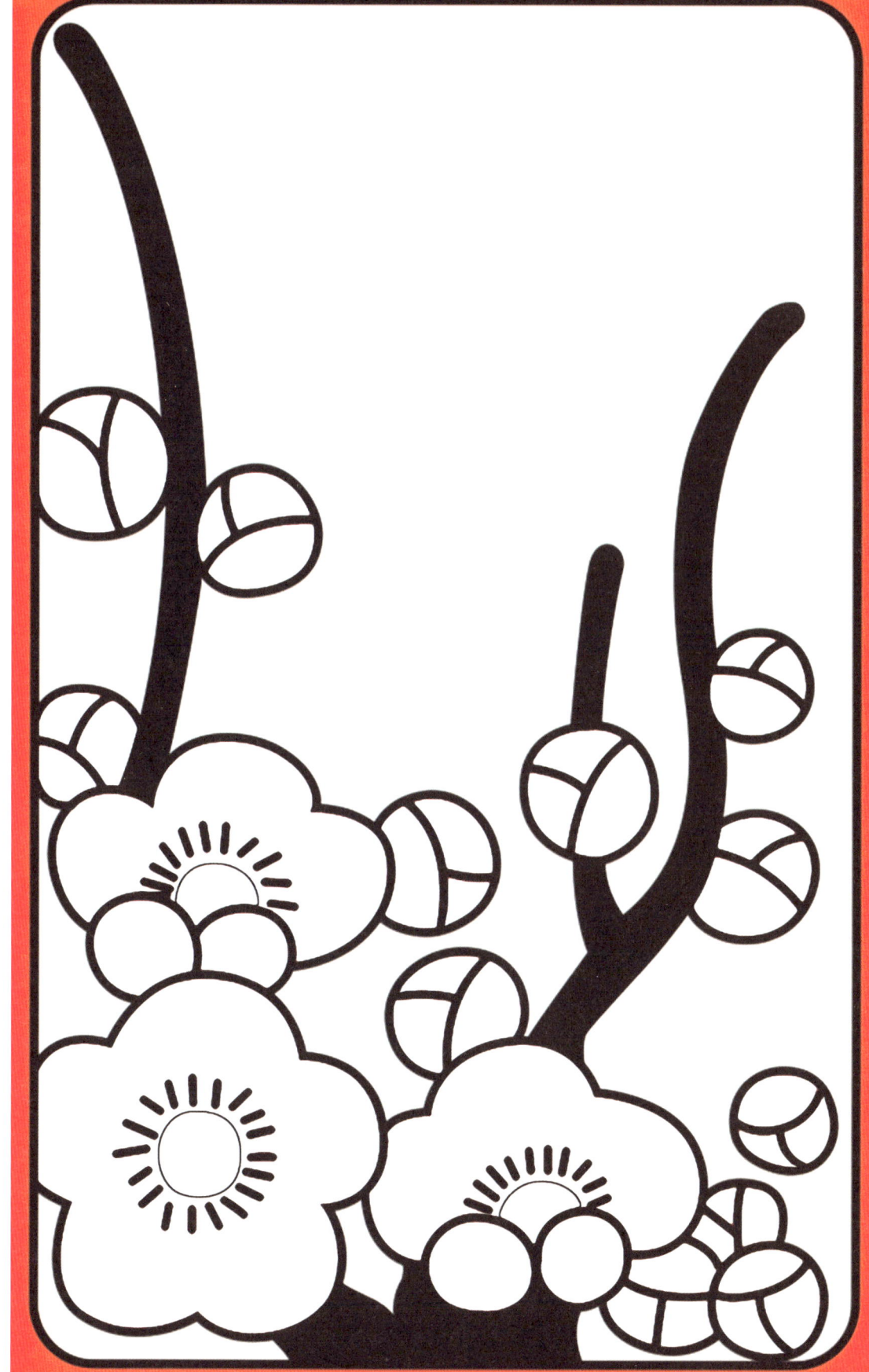

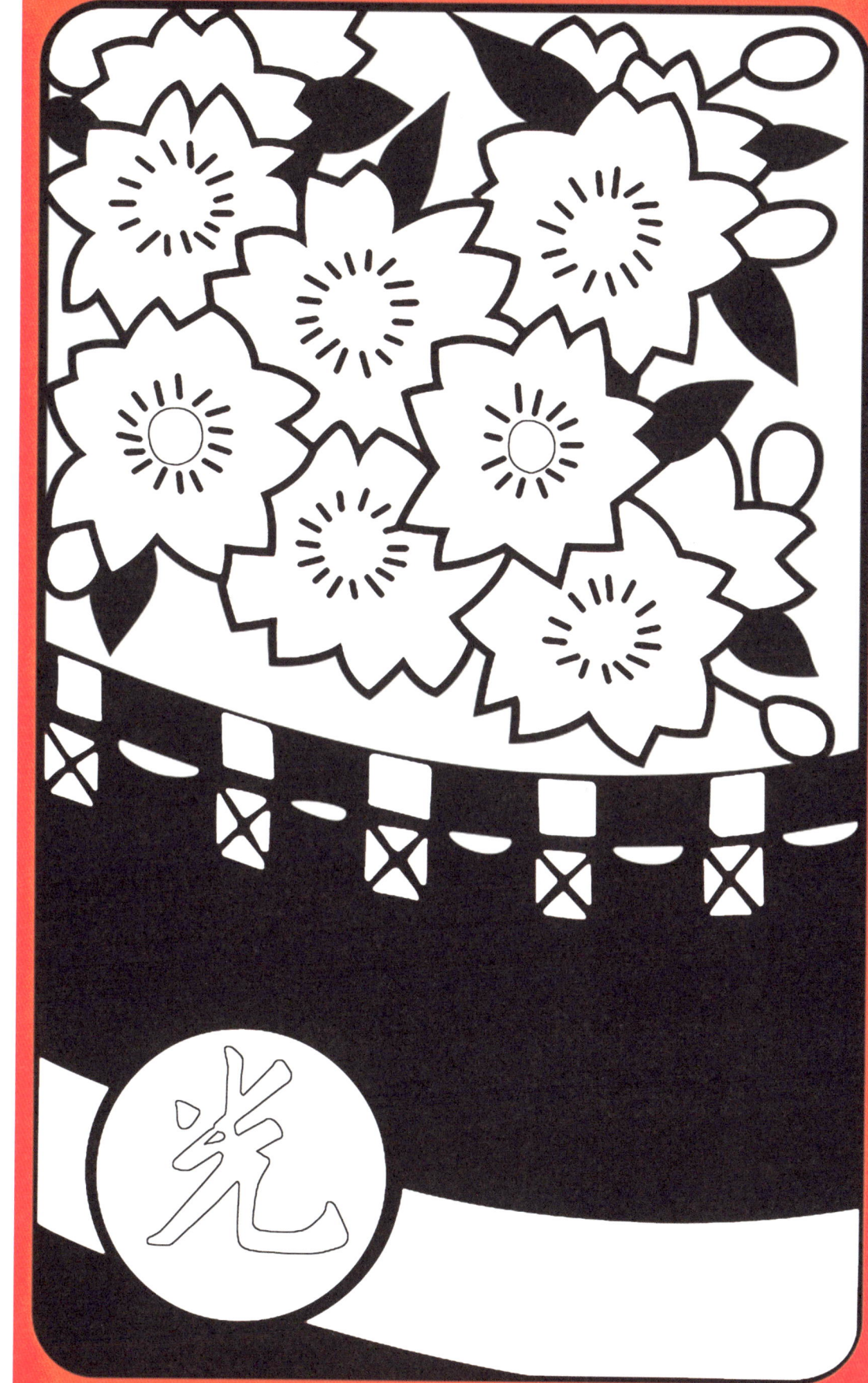

3월(벚꽃) 띠(홍단)

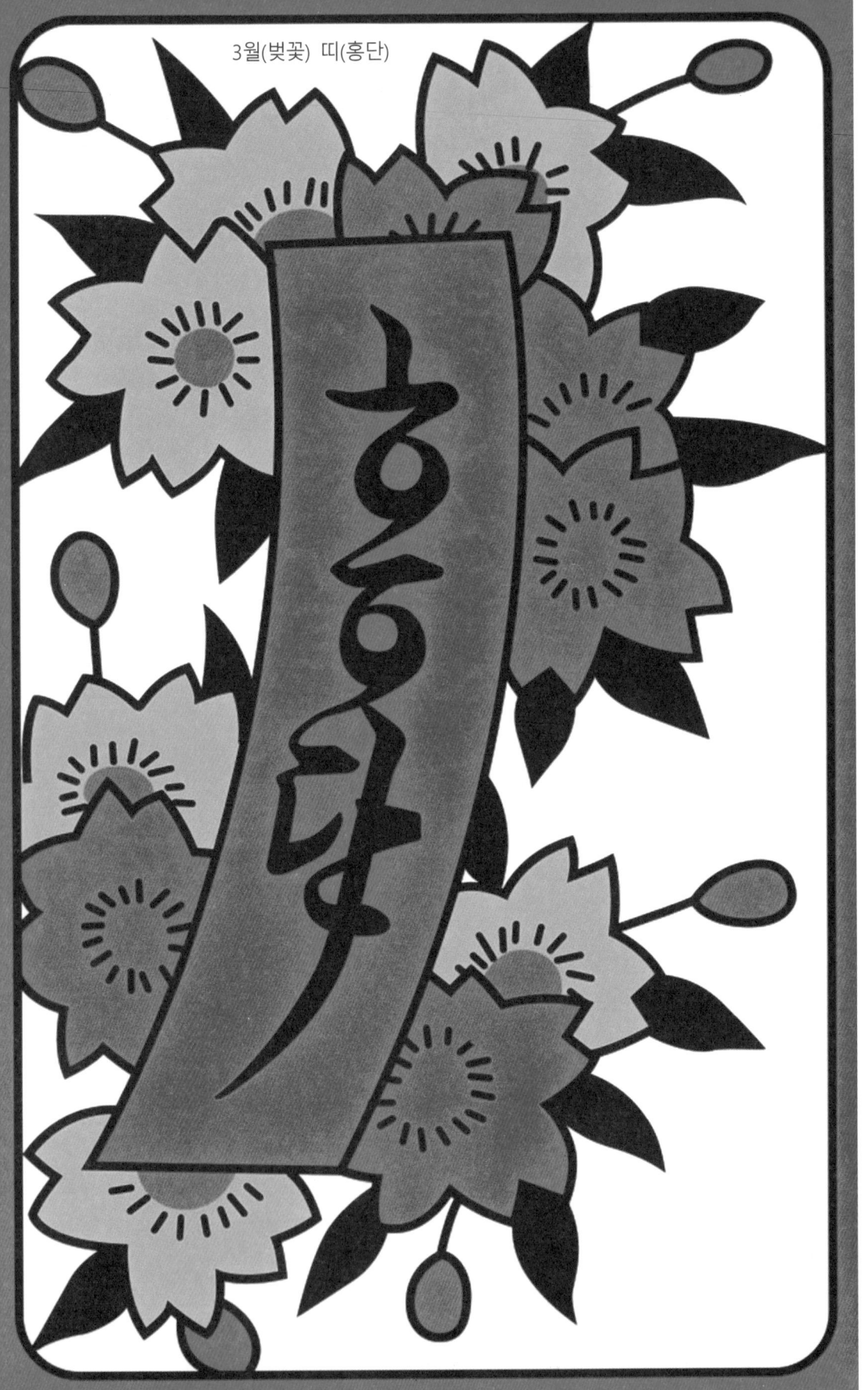

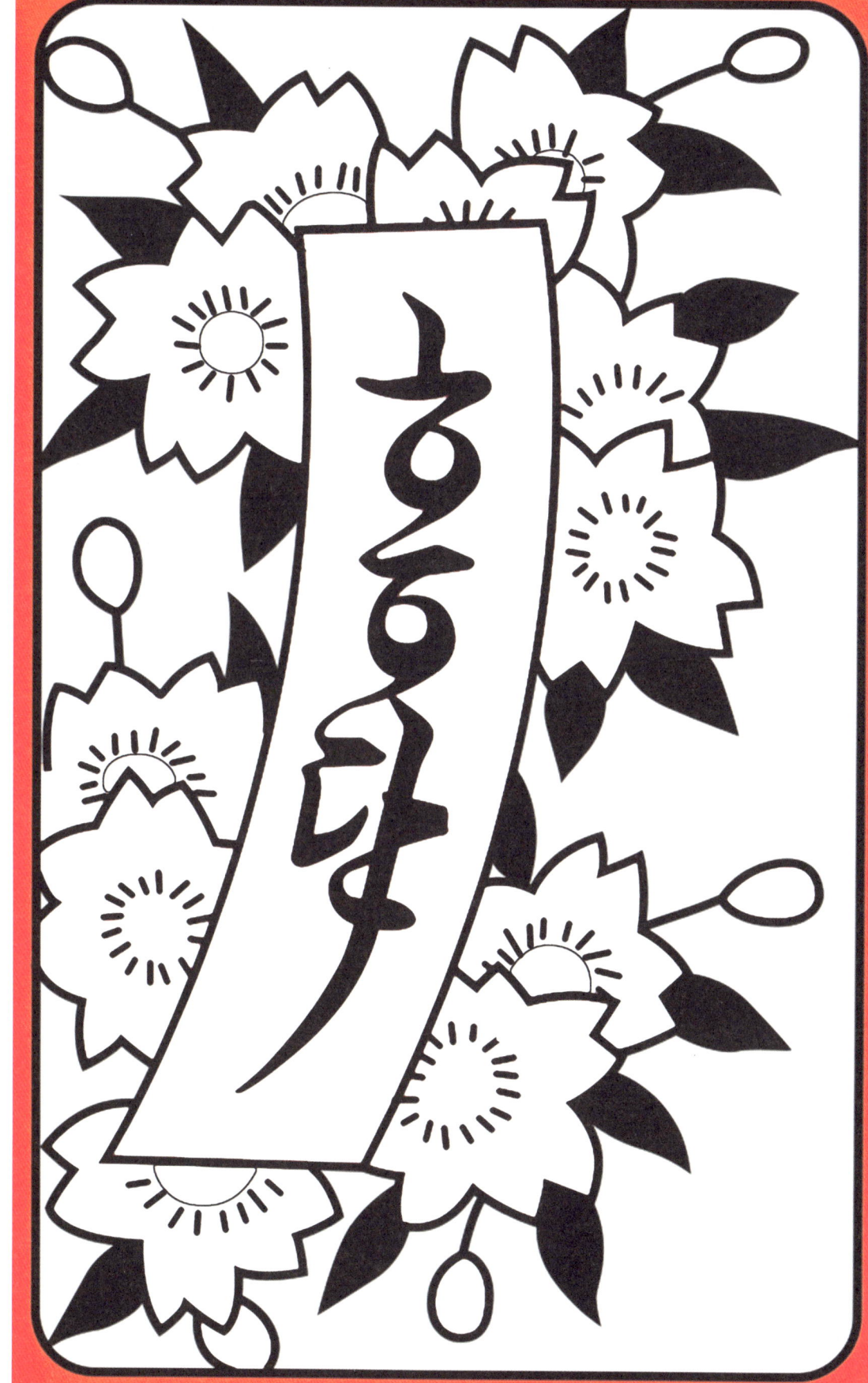

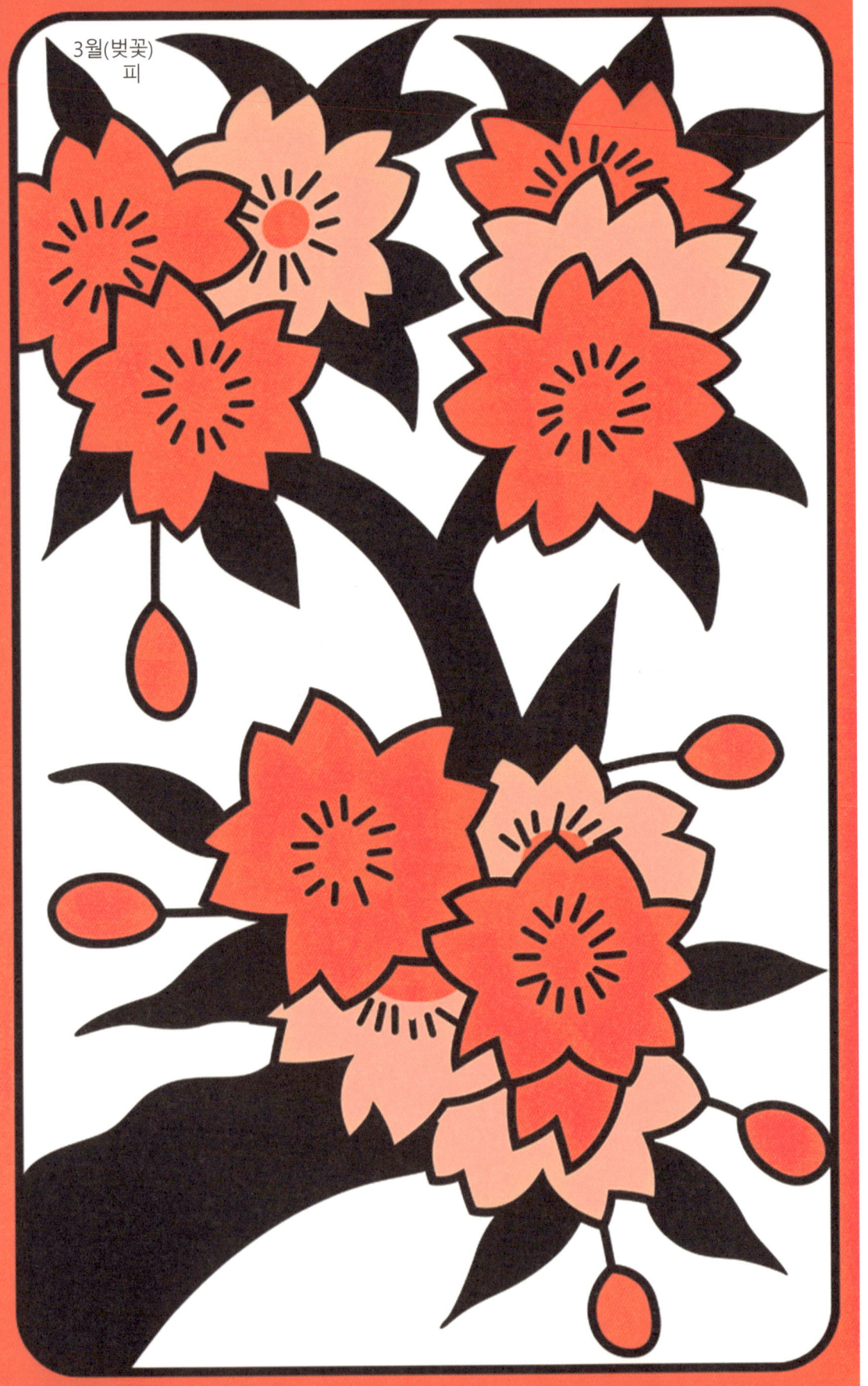

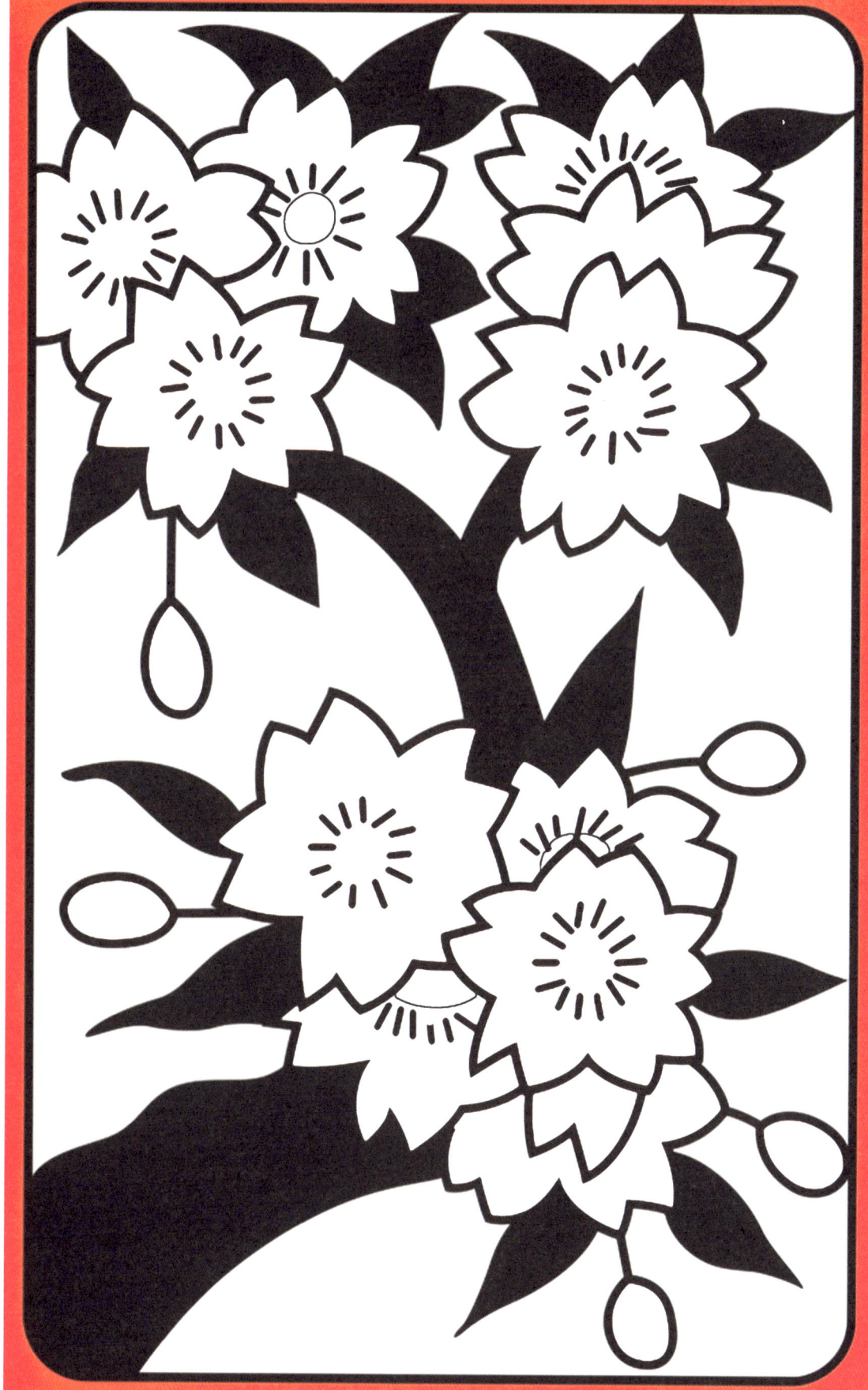

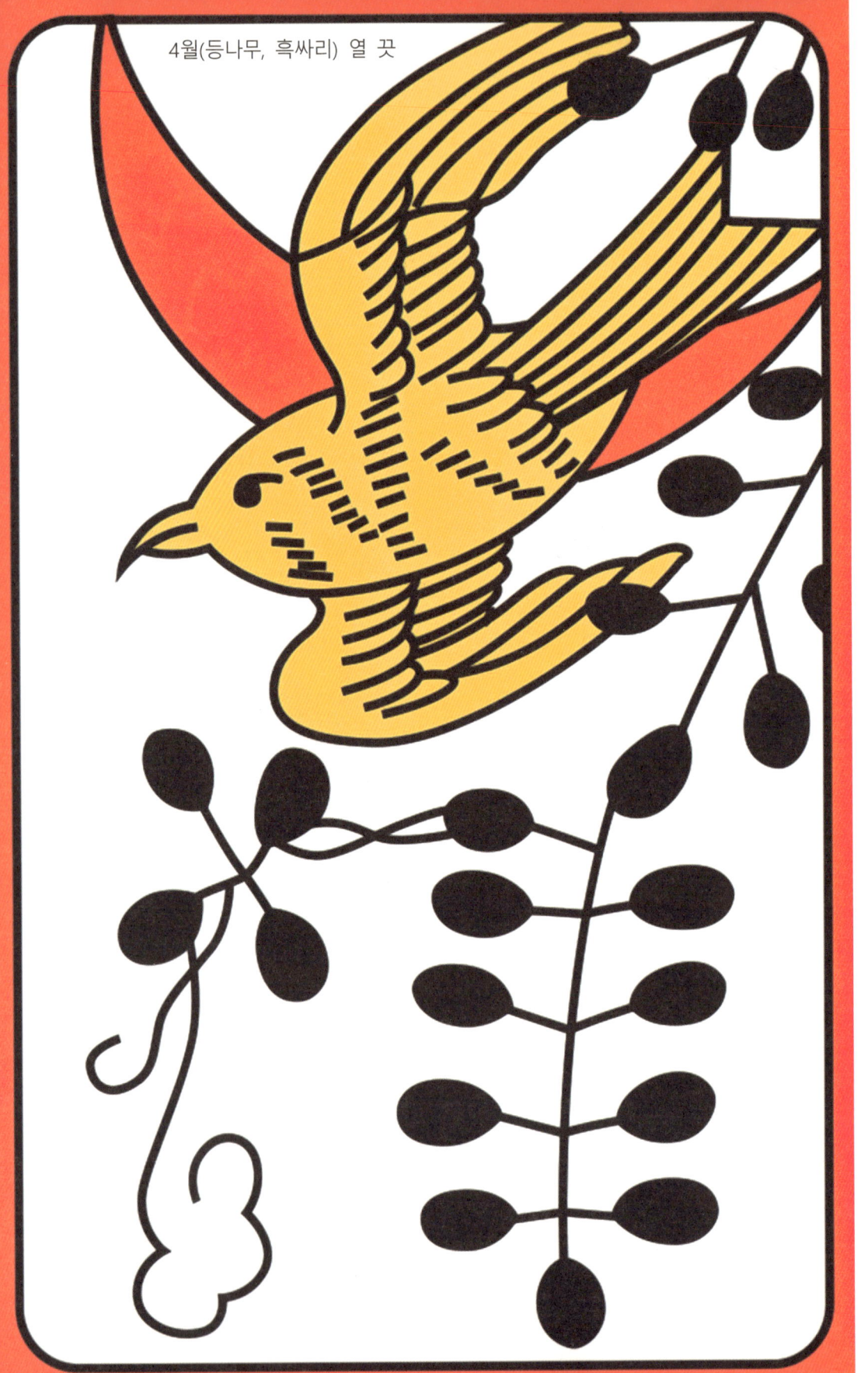

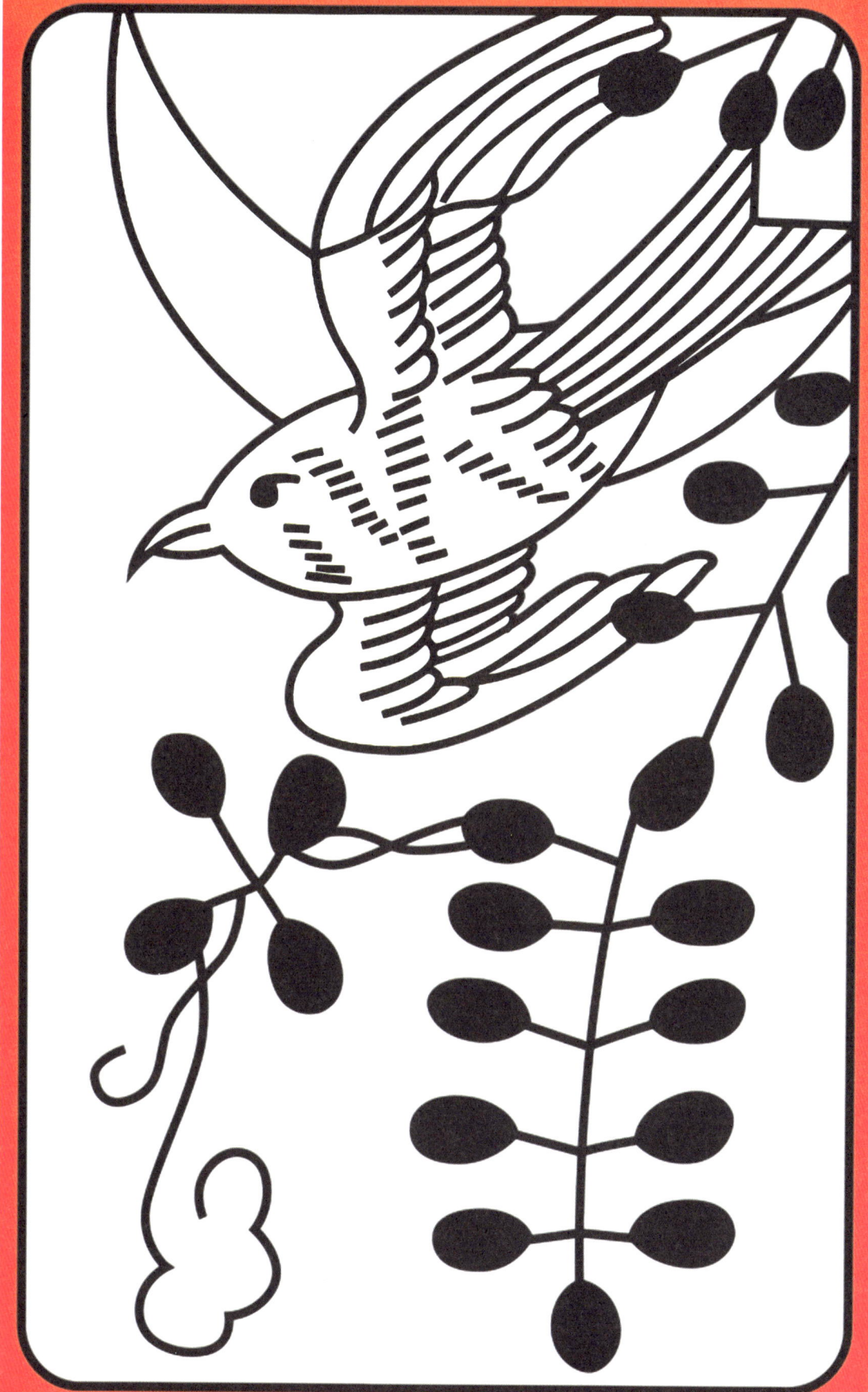

4월(등나무, 흑싸리) 띠(초단)

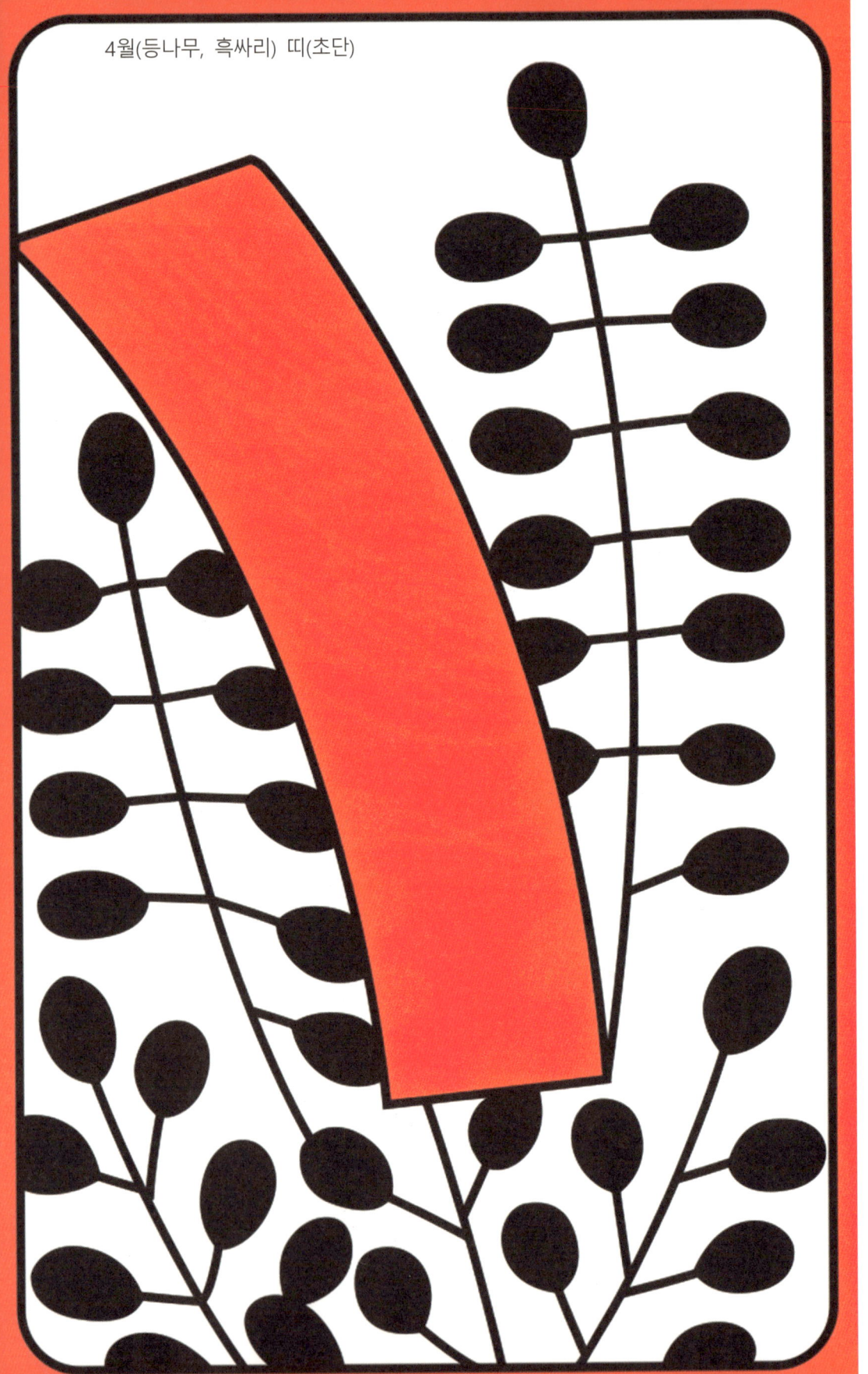

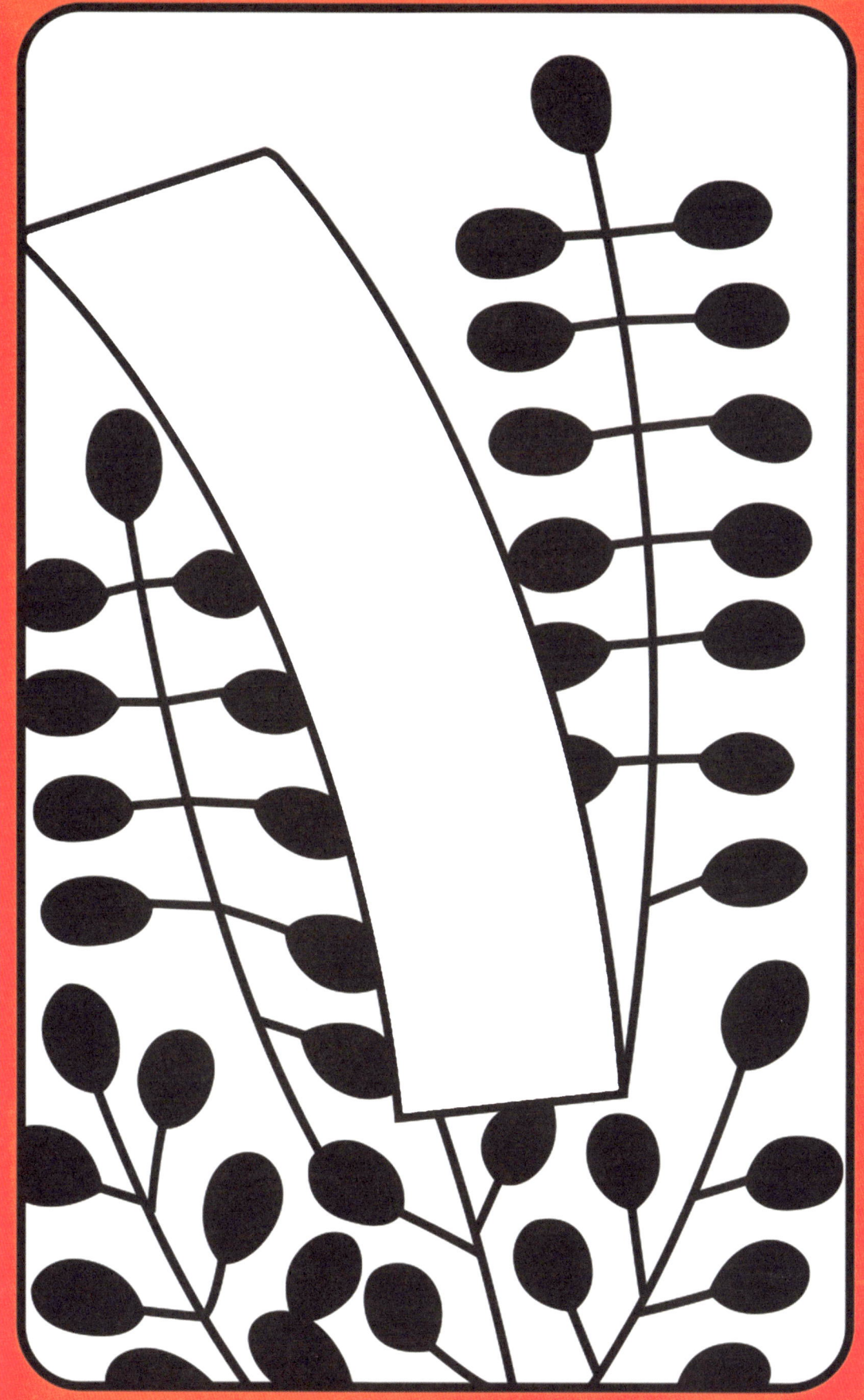

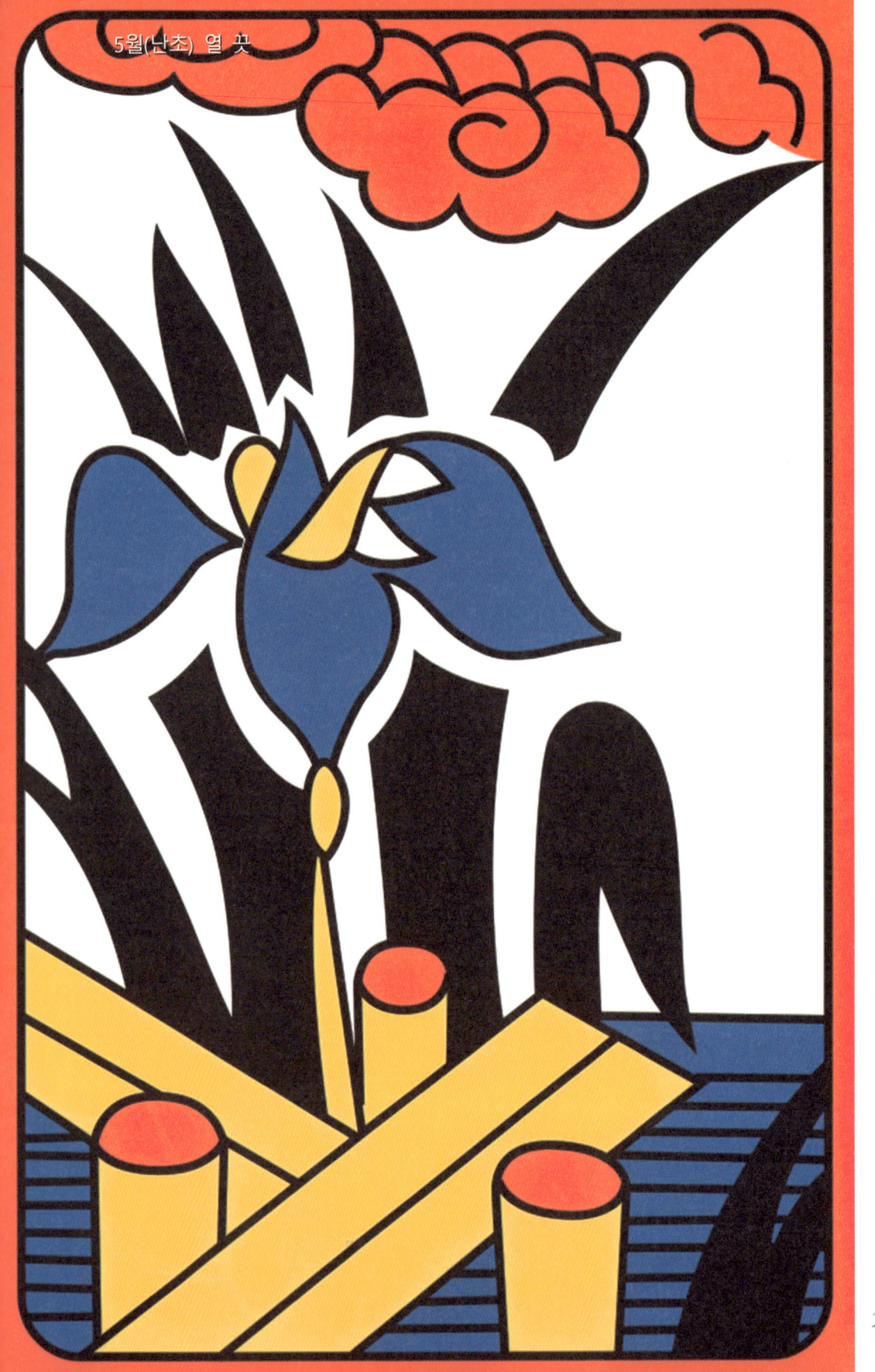

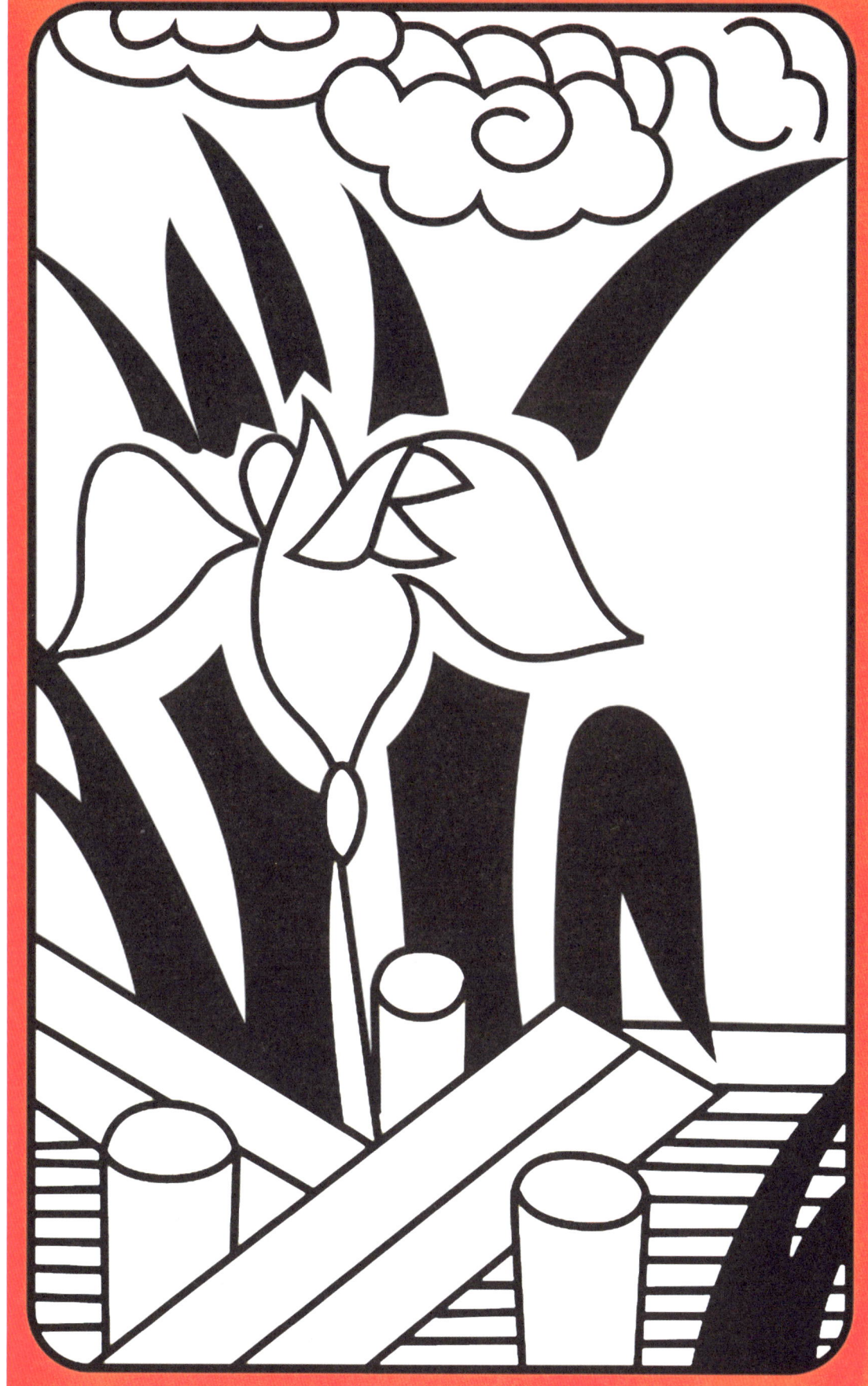

5월(난초) 띠(초단)

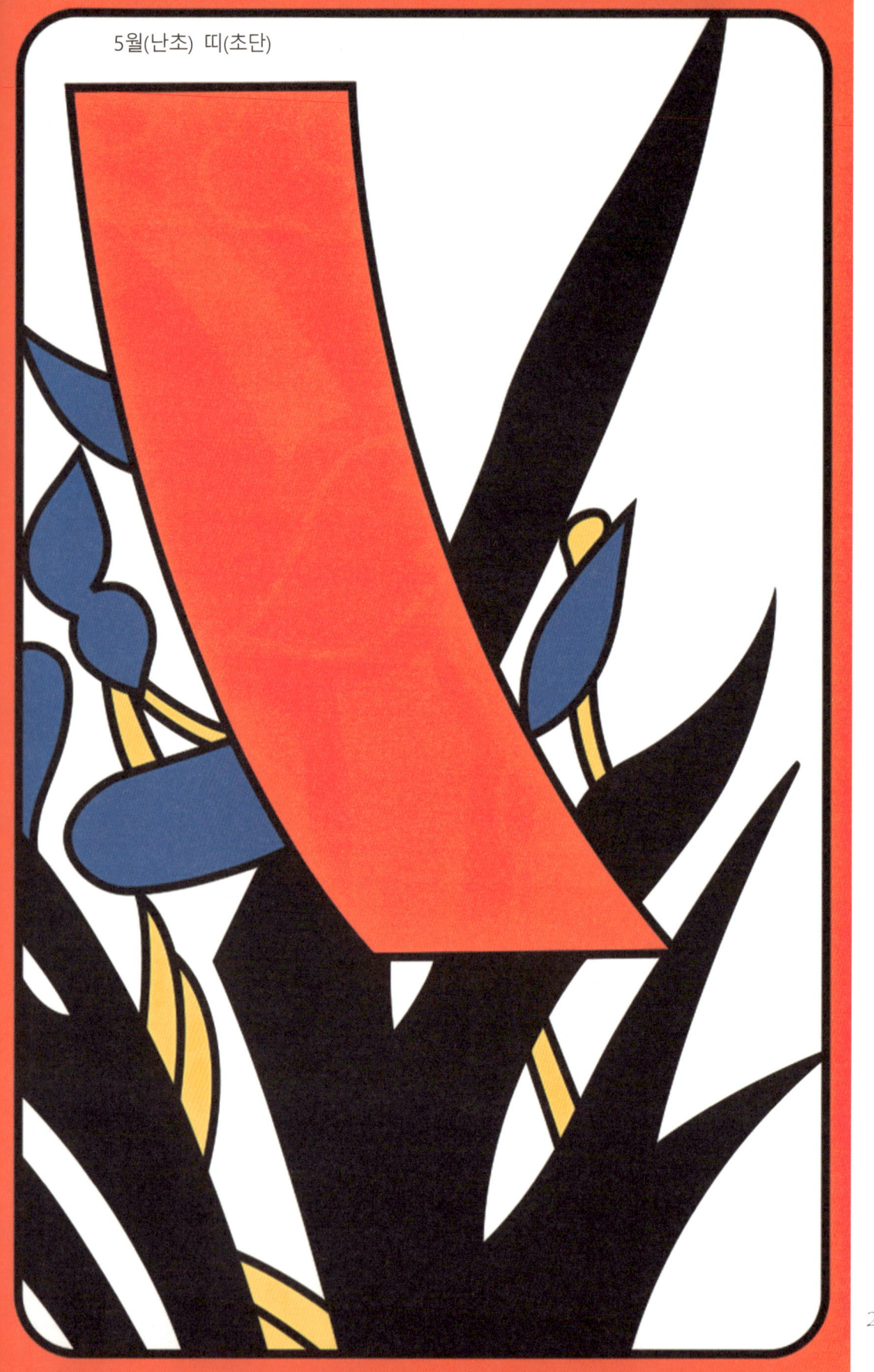

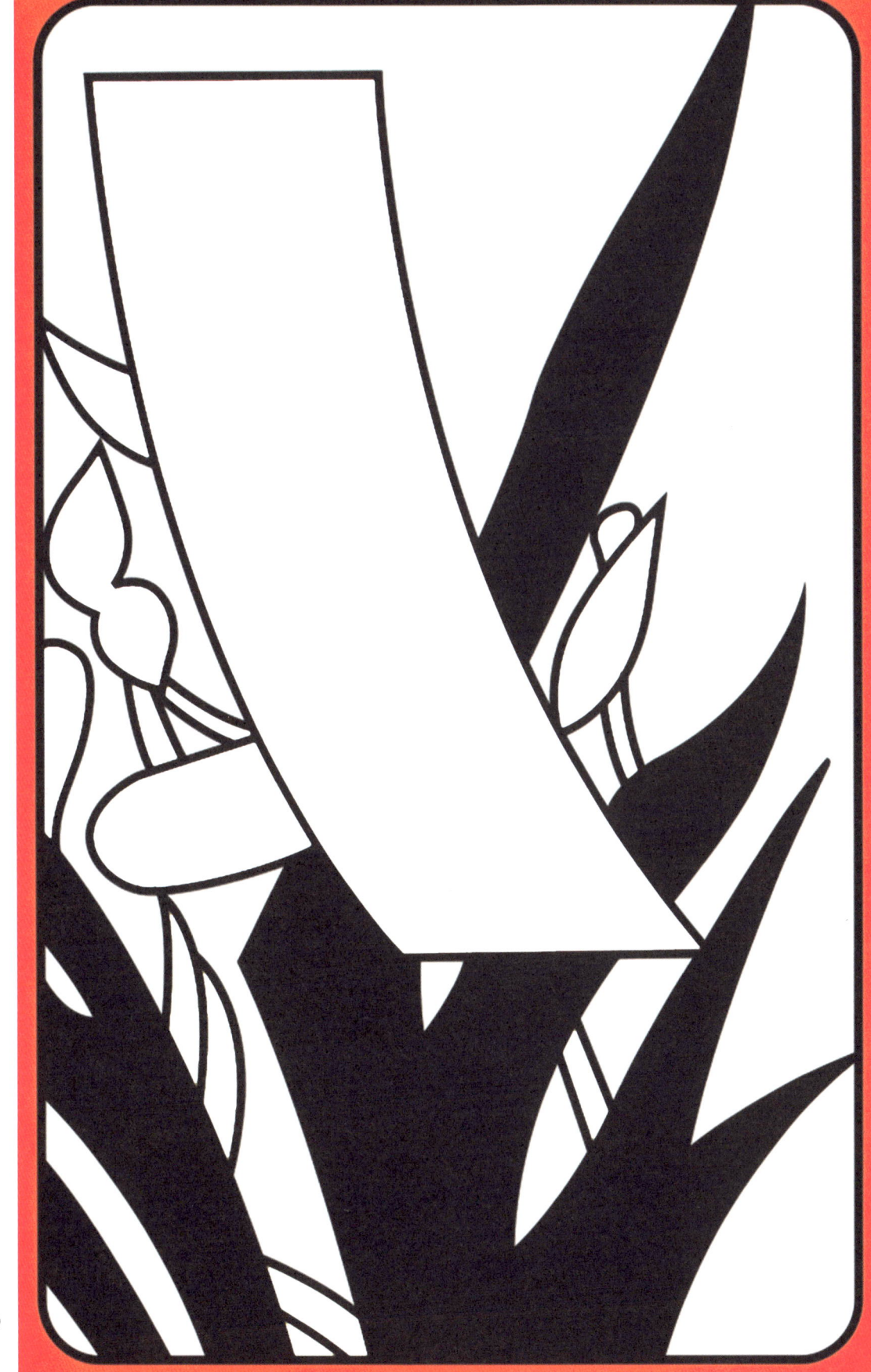

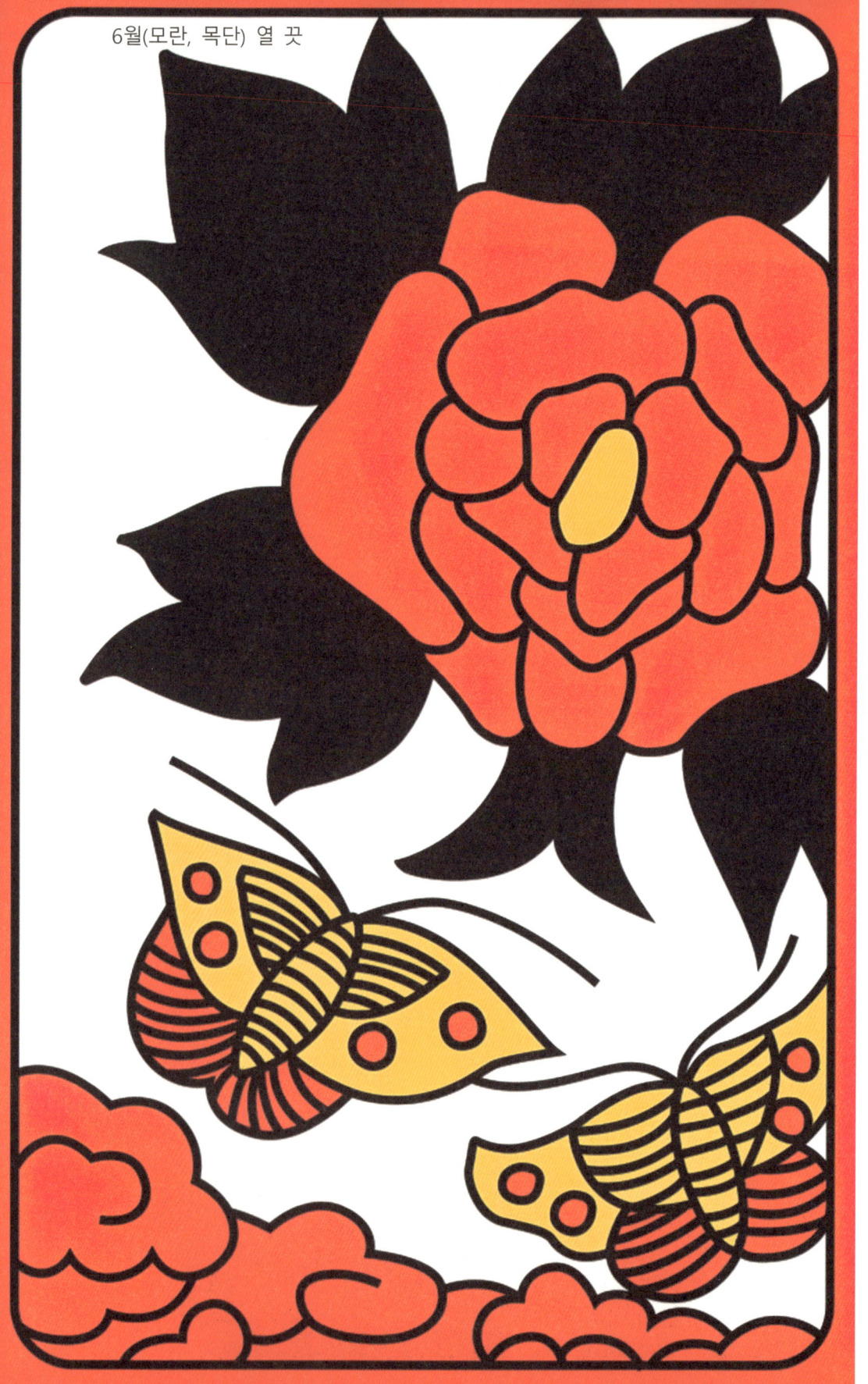

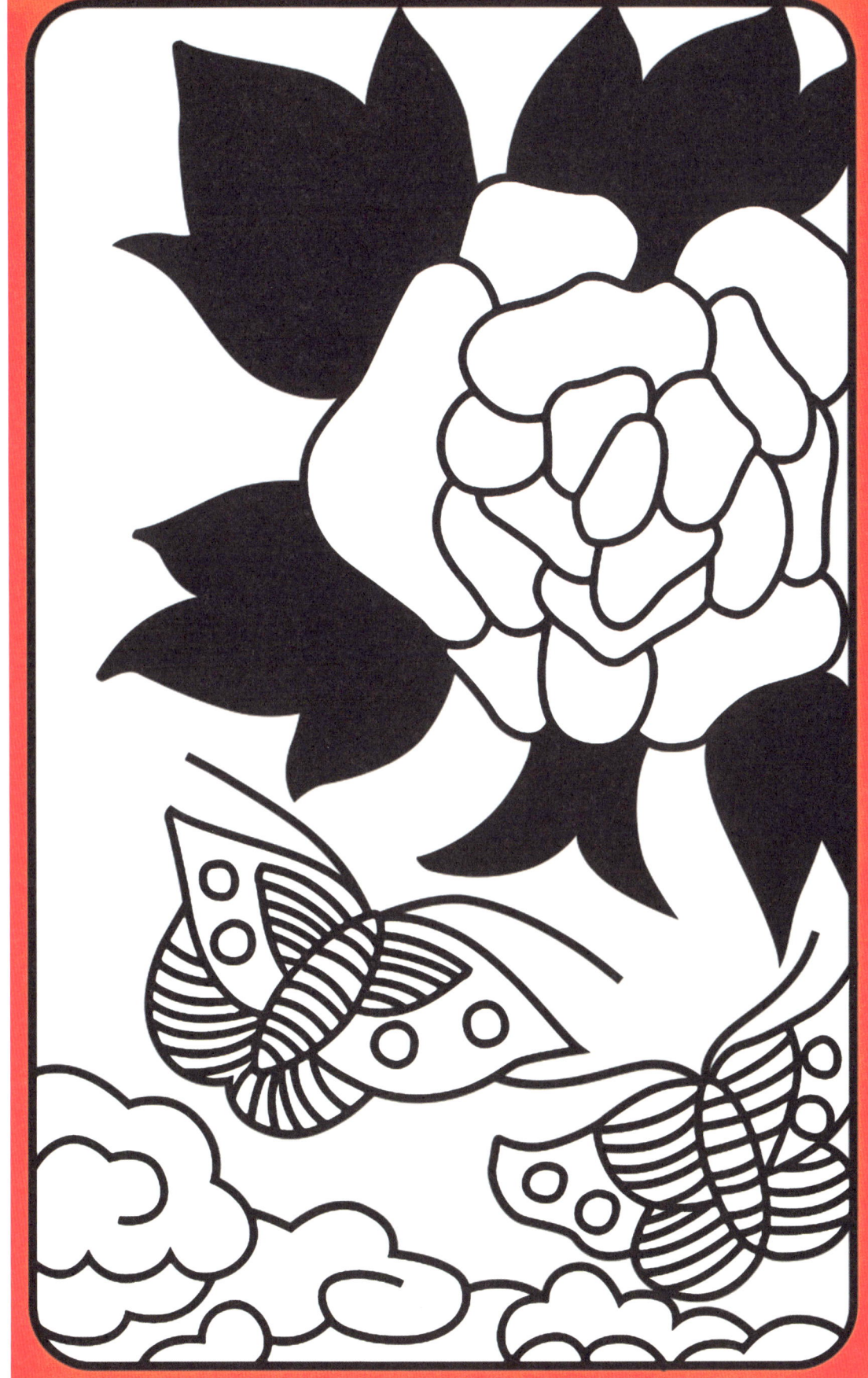

6월(모란, 목단) 띠(청단)

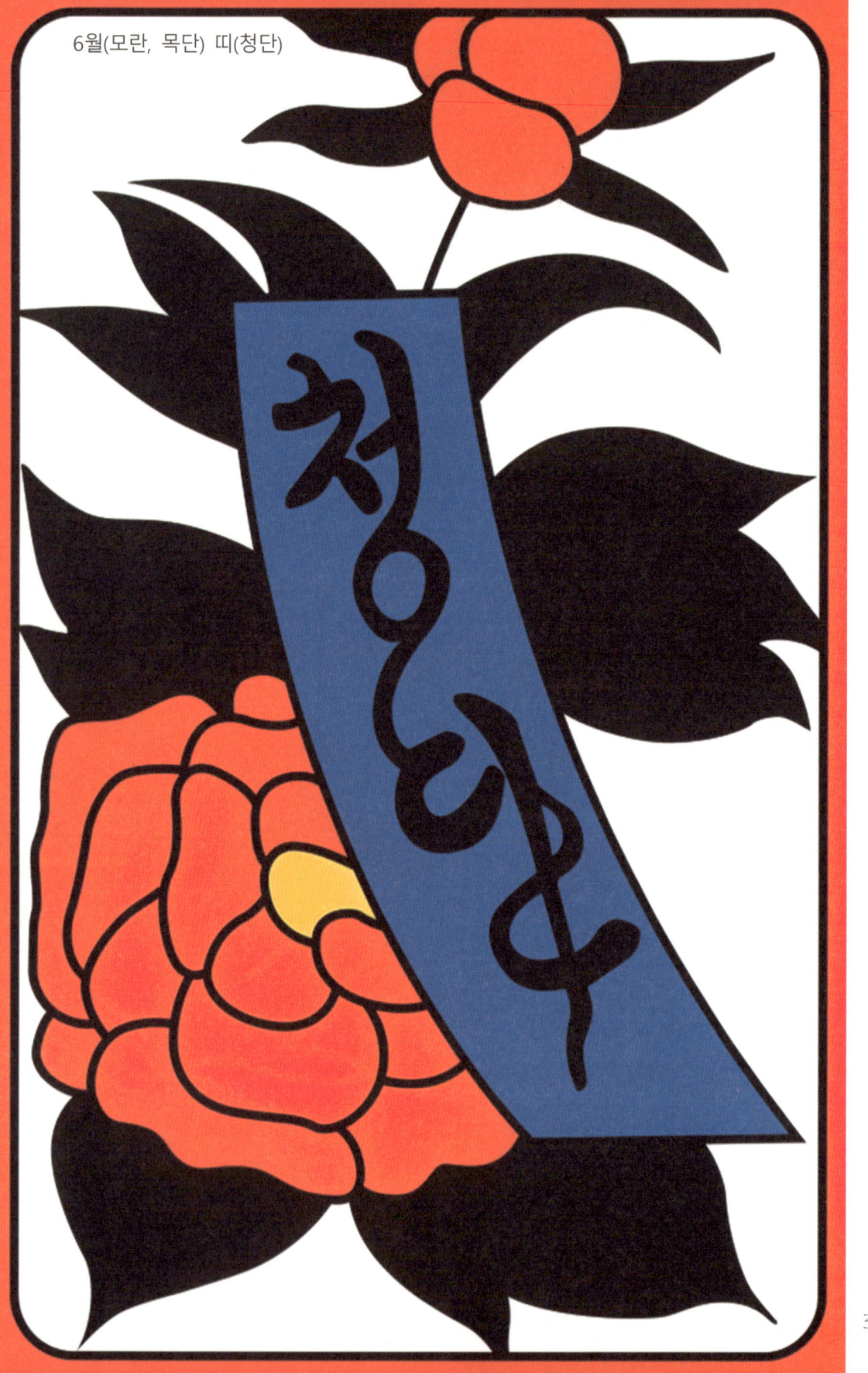

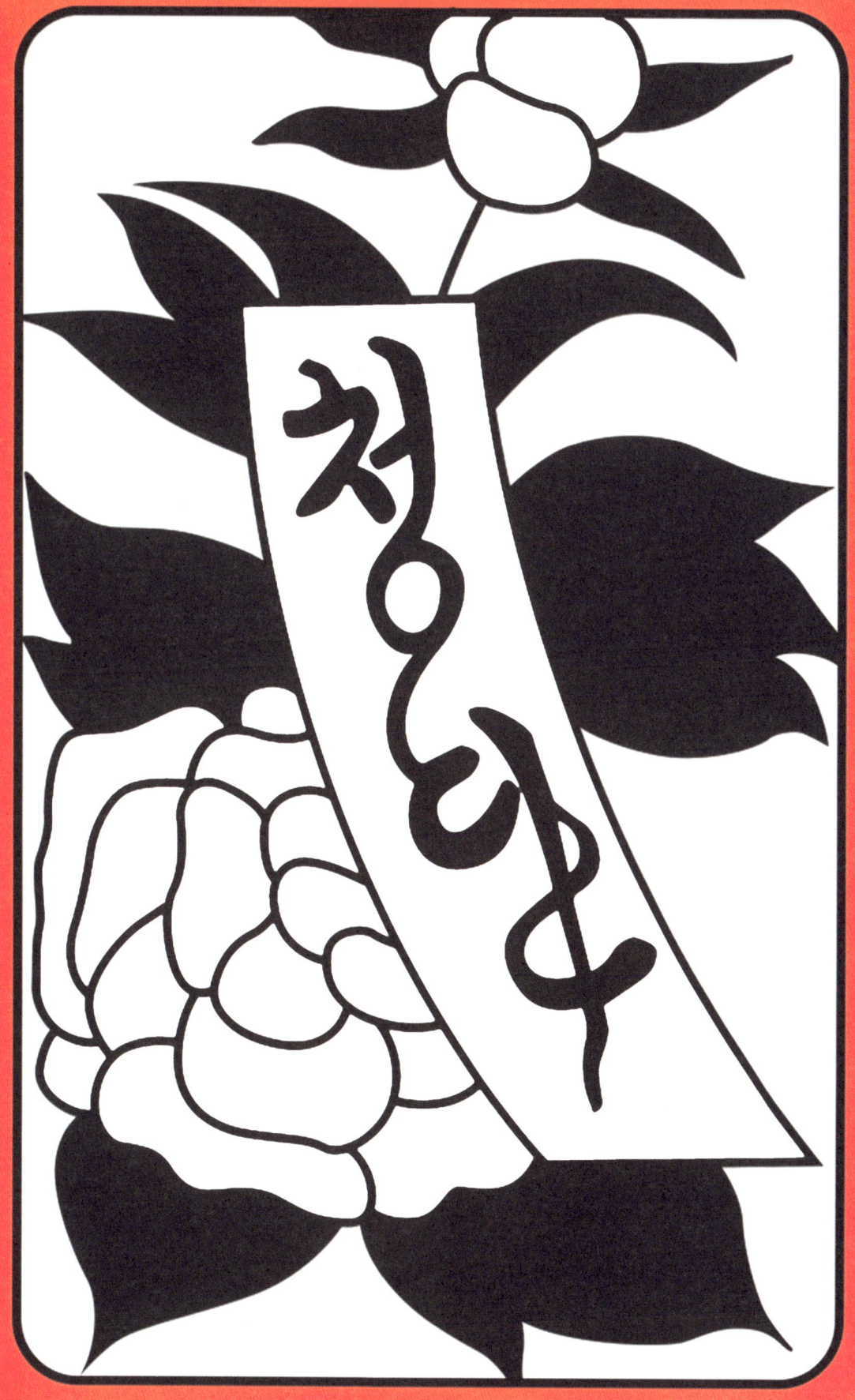

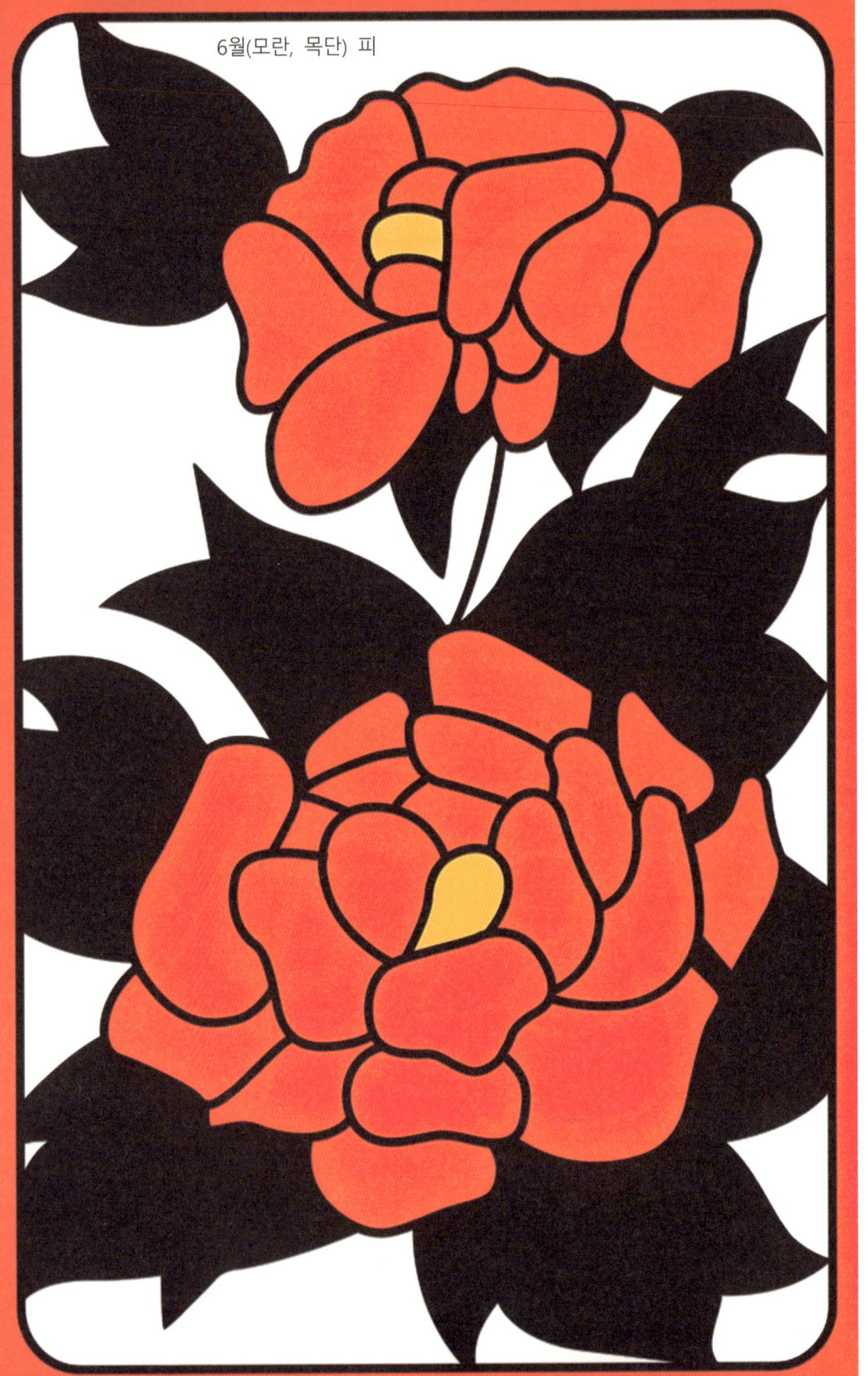

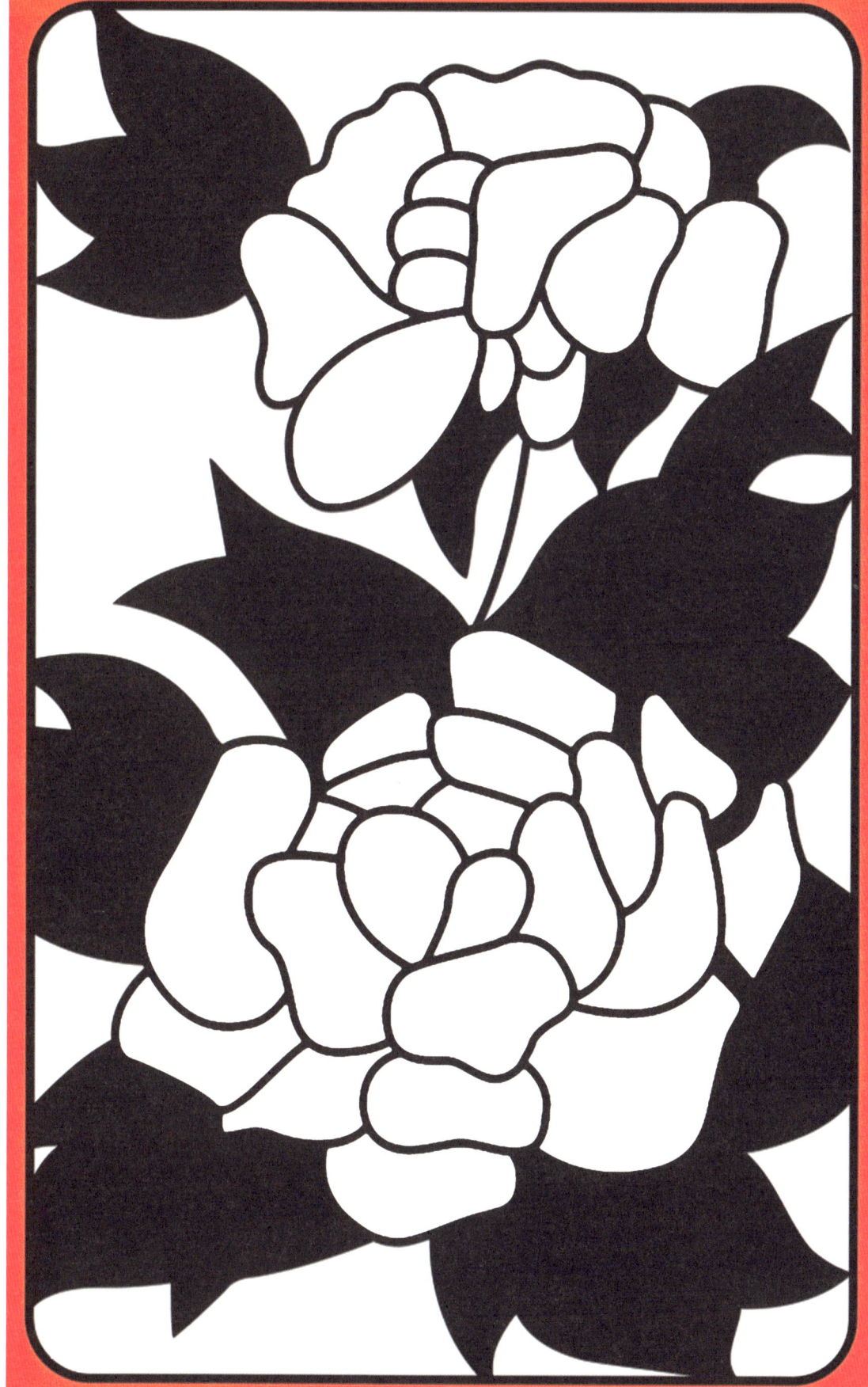

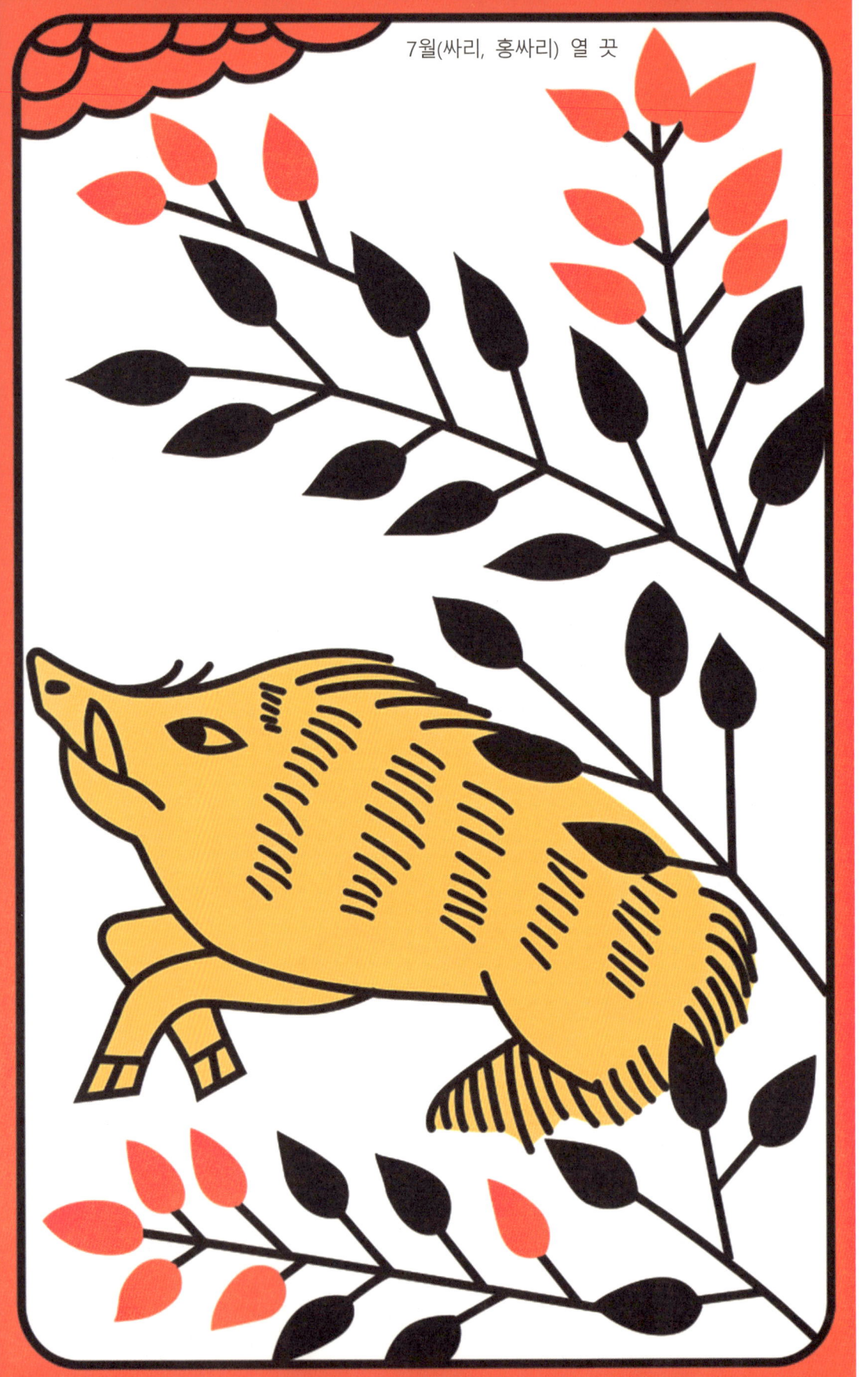

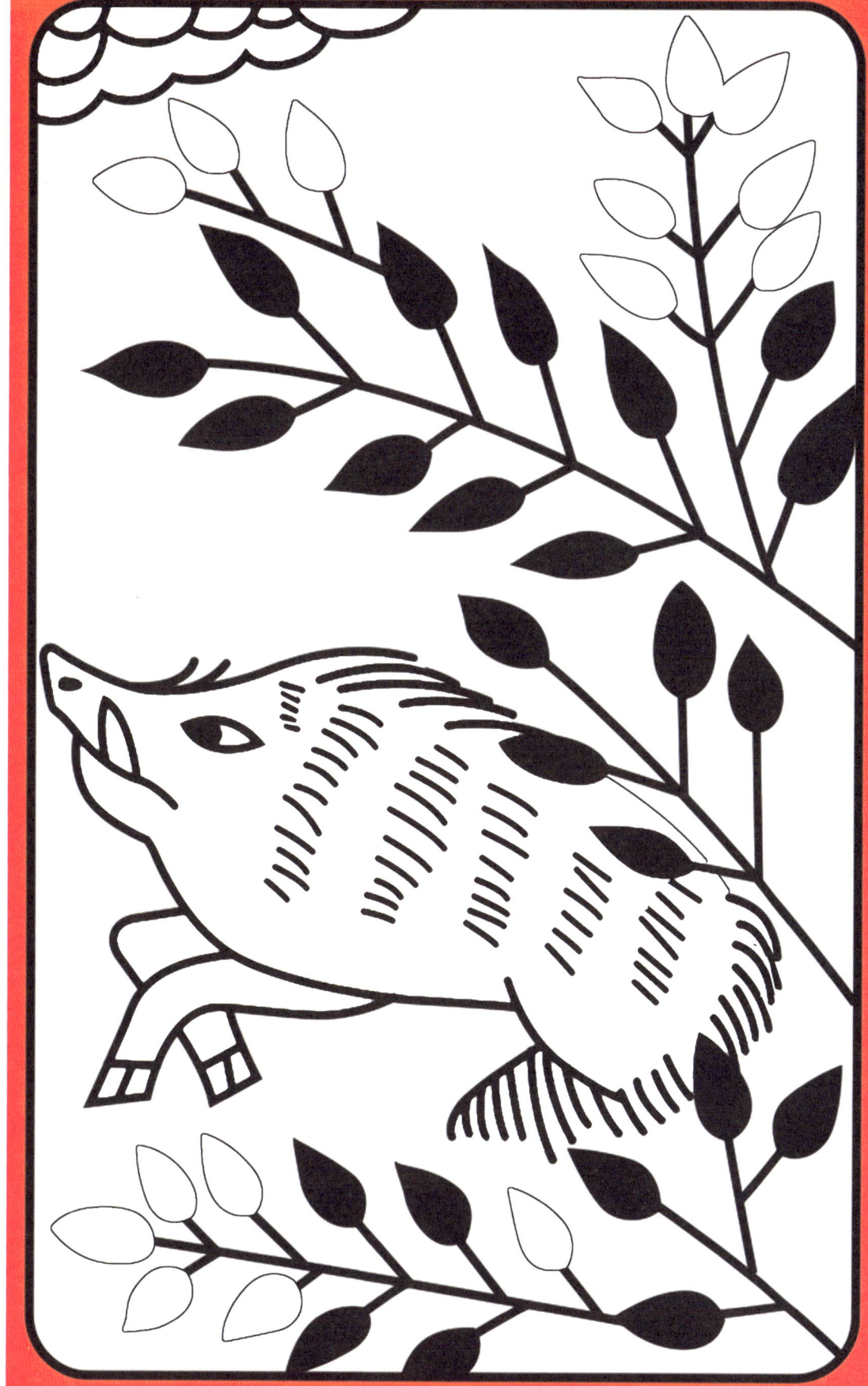

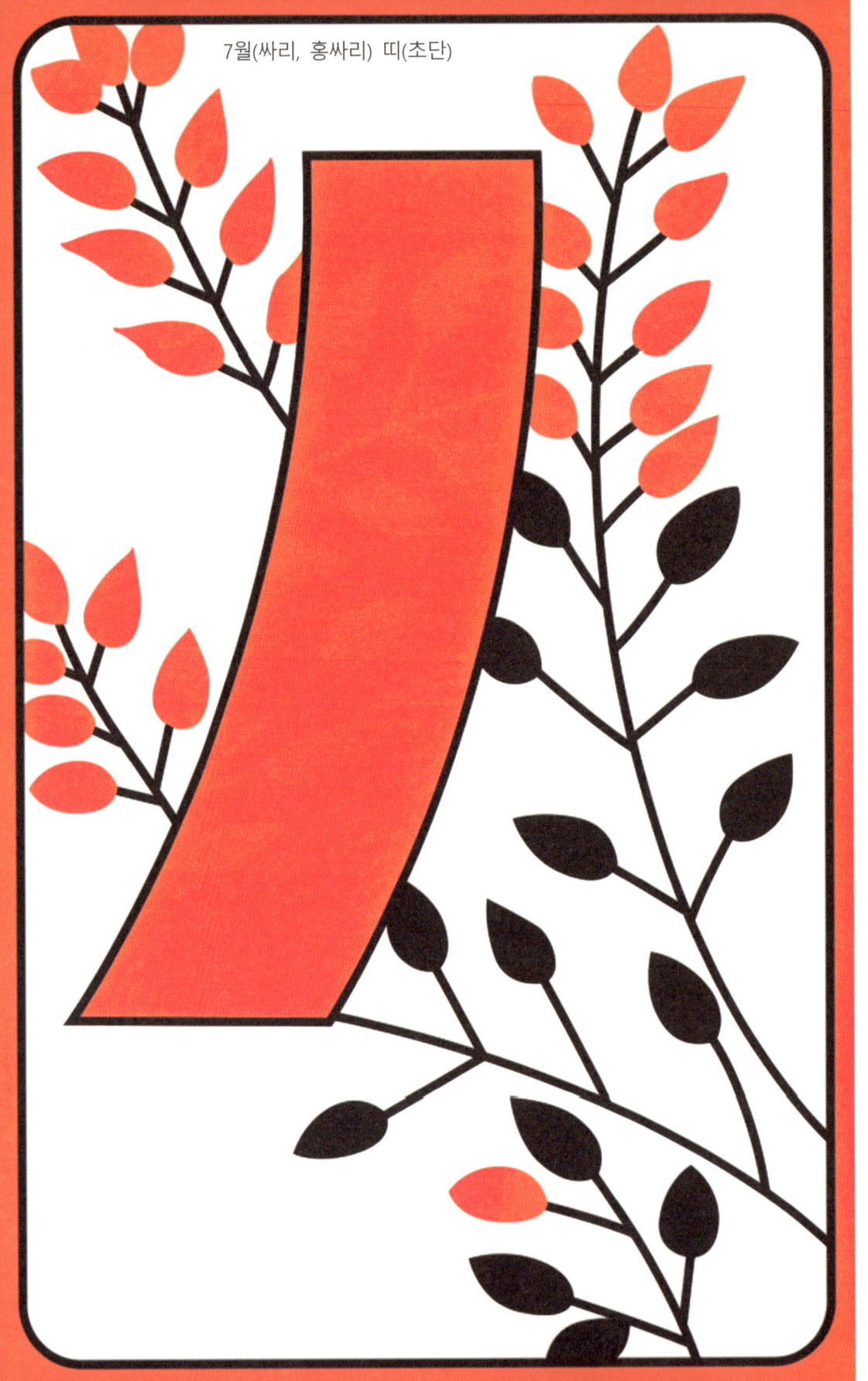

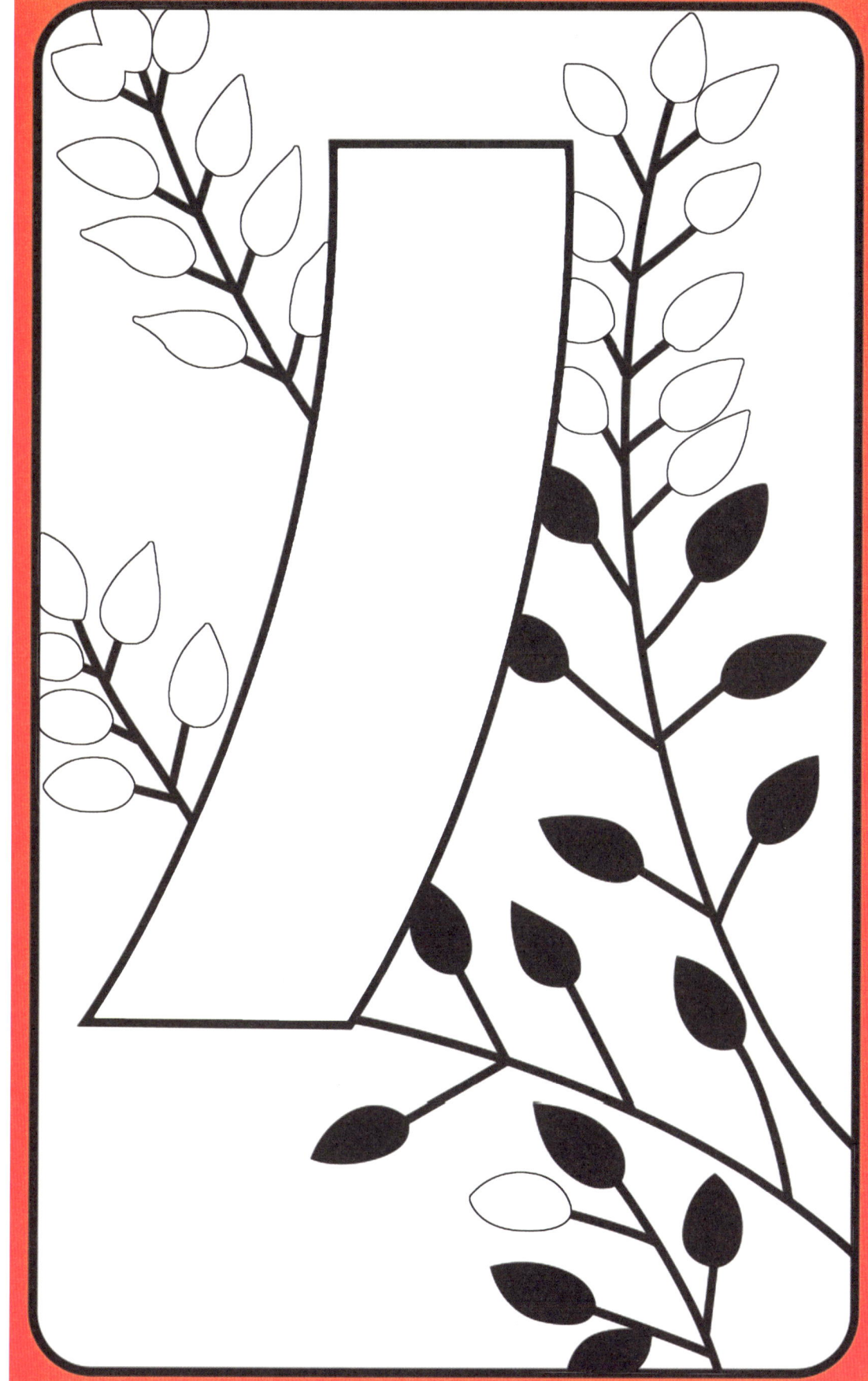

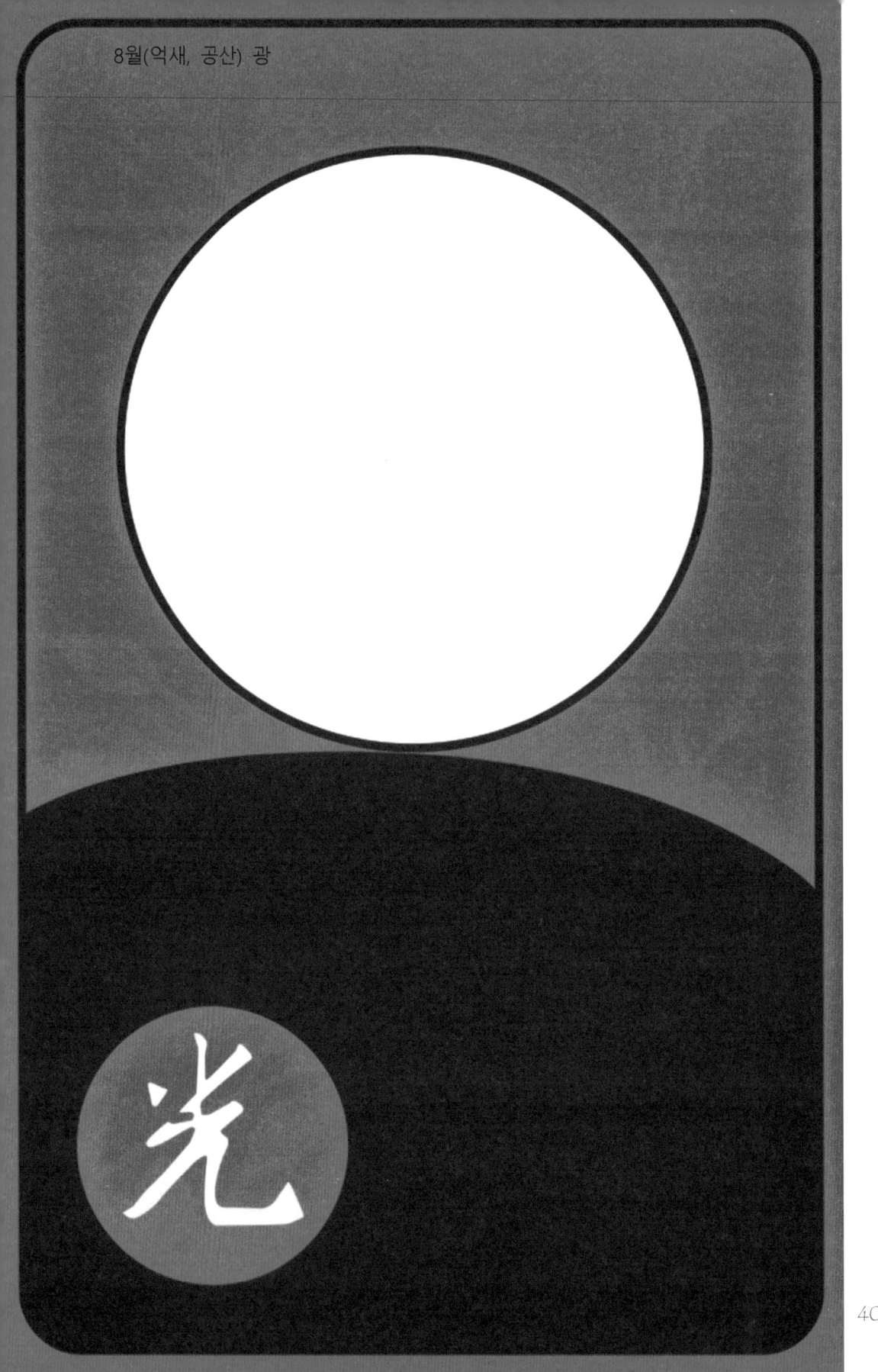

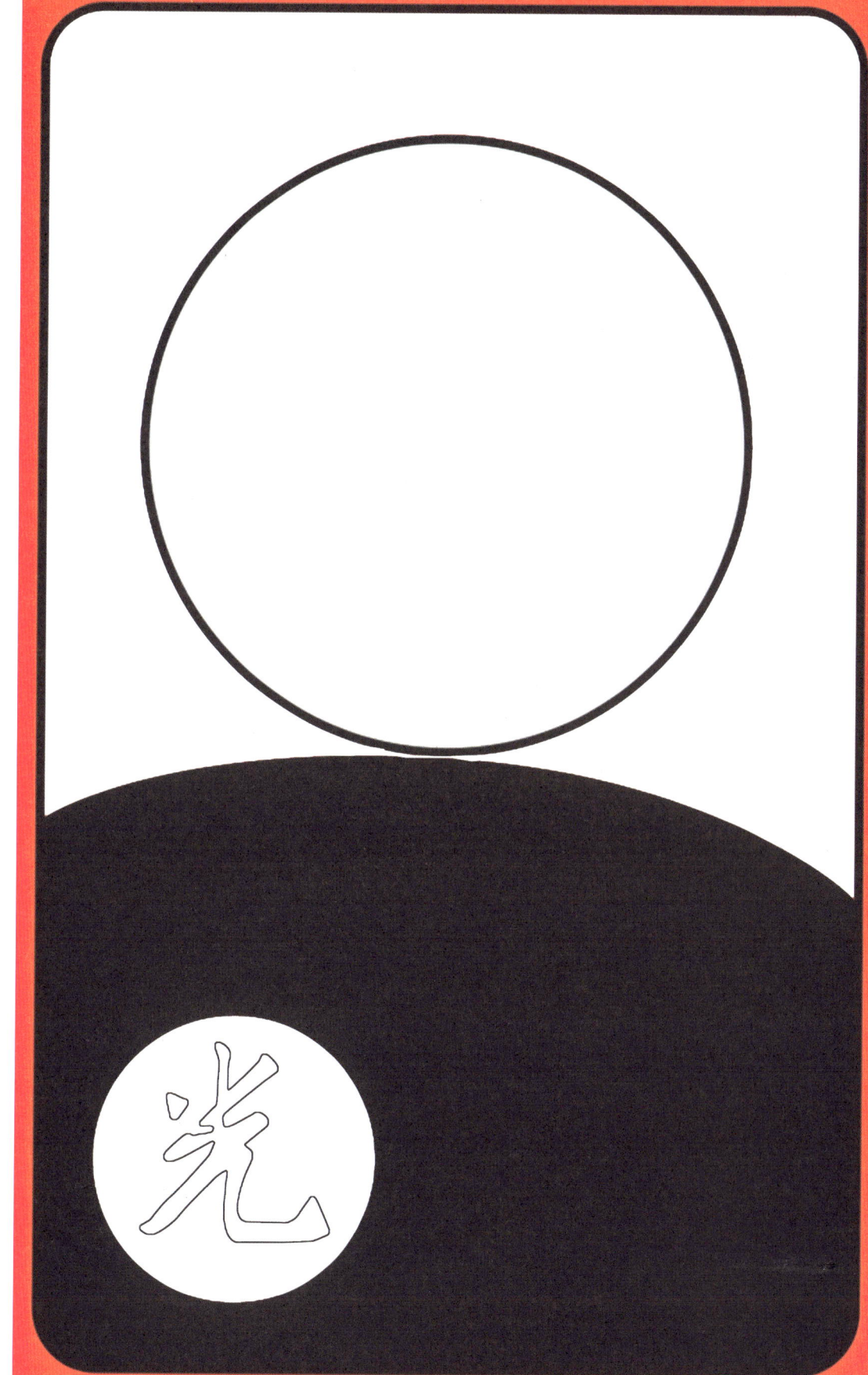

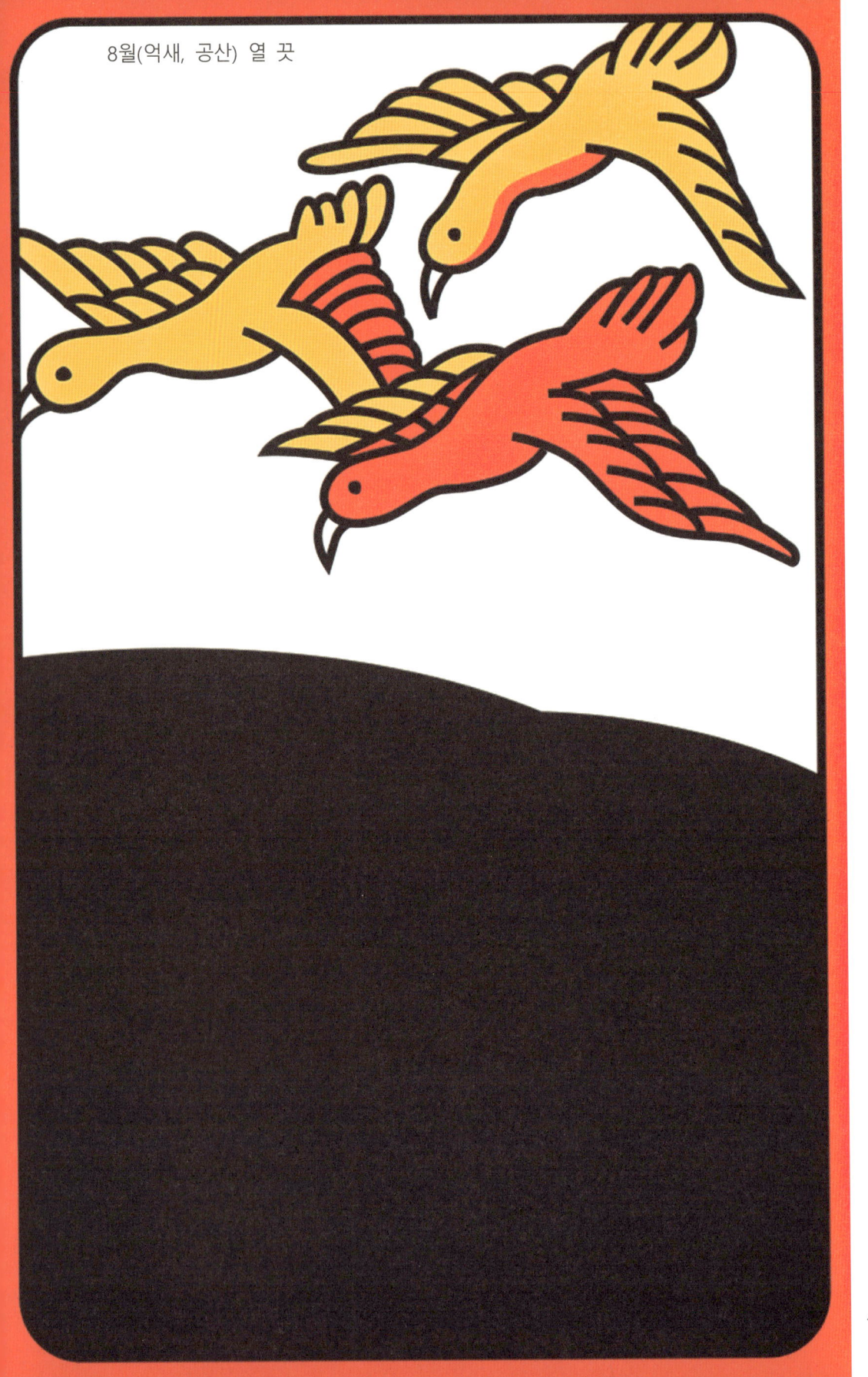

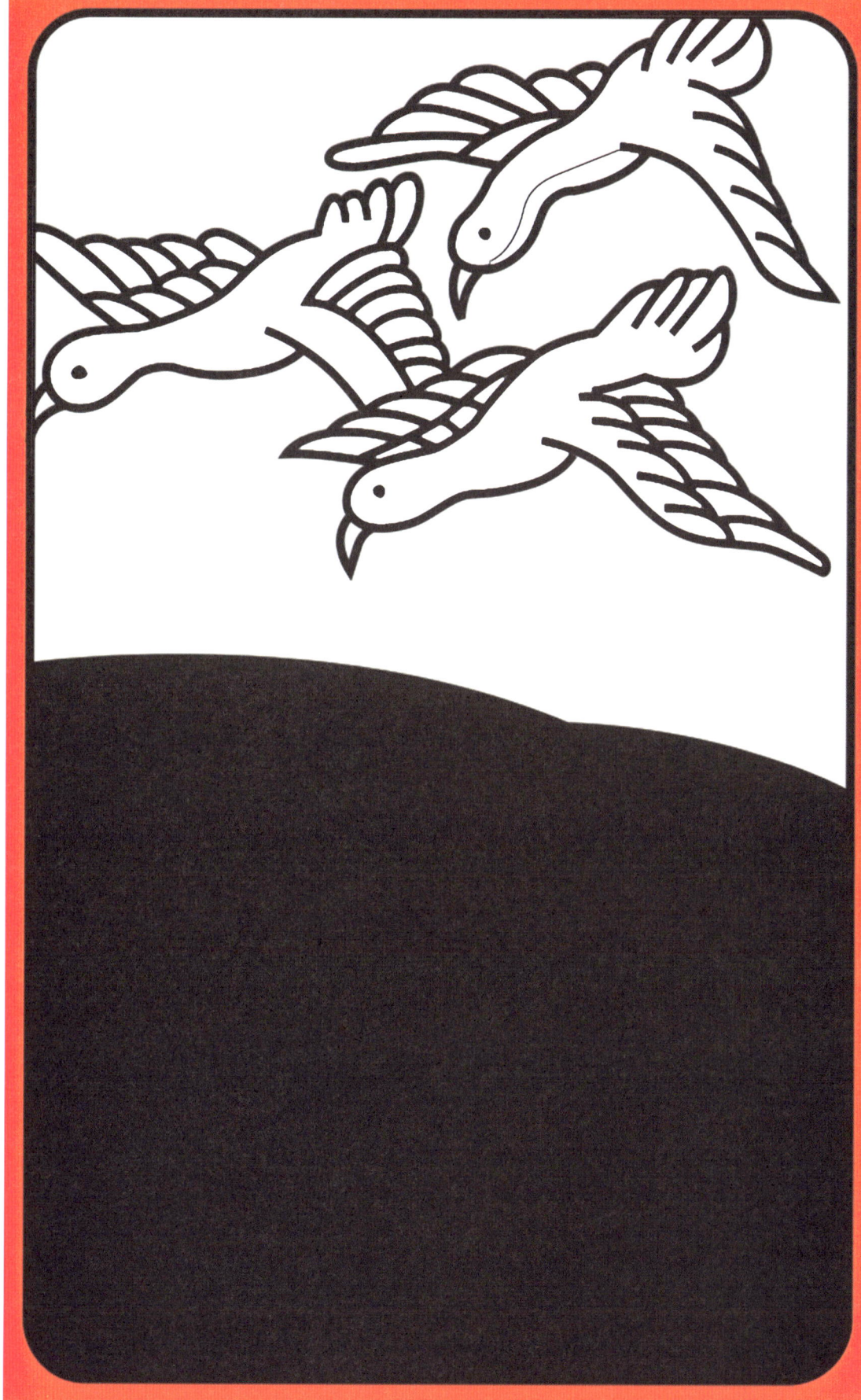

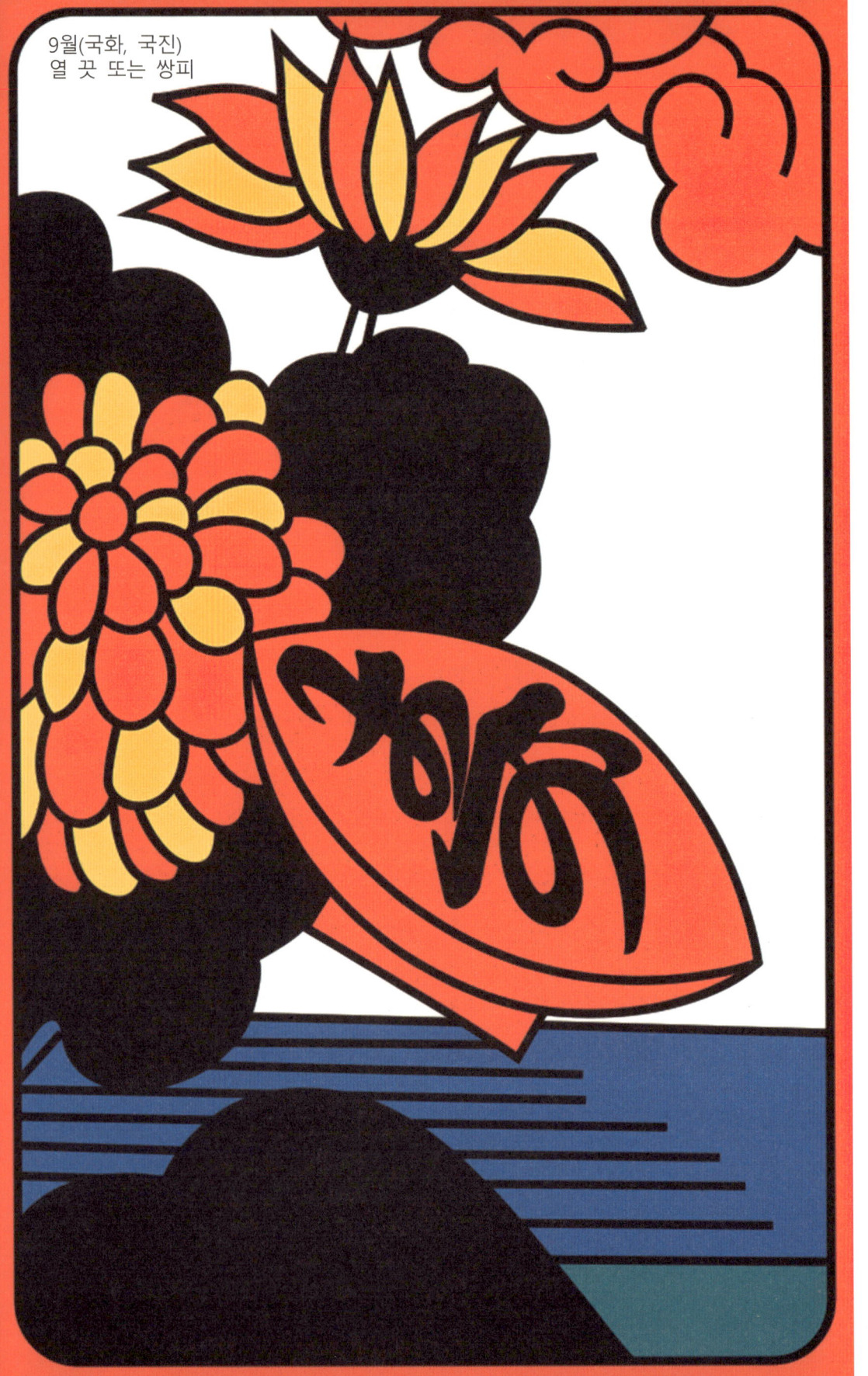

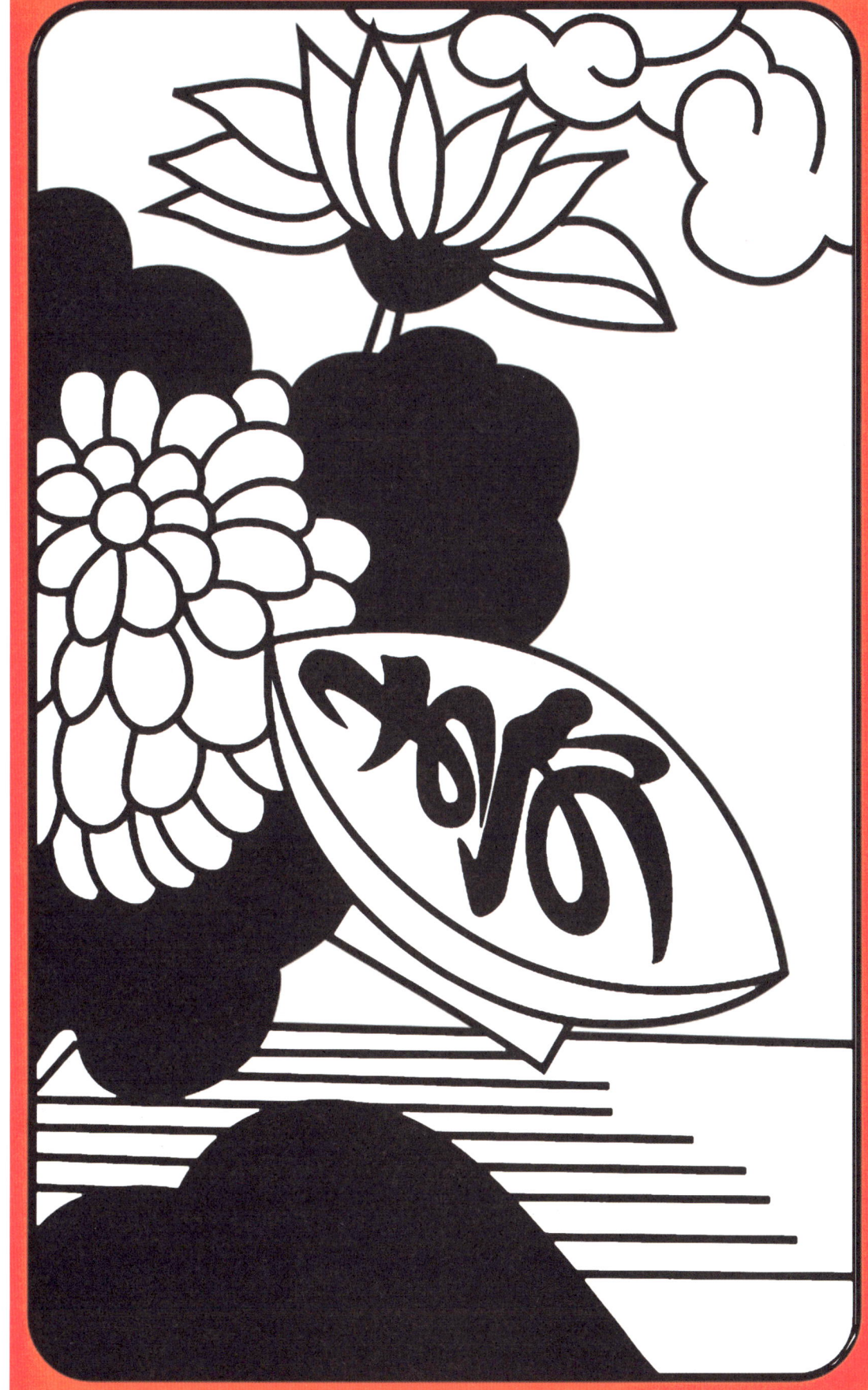

9월(국화, 국진)
띠(청단)

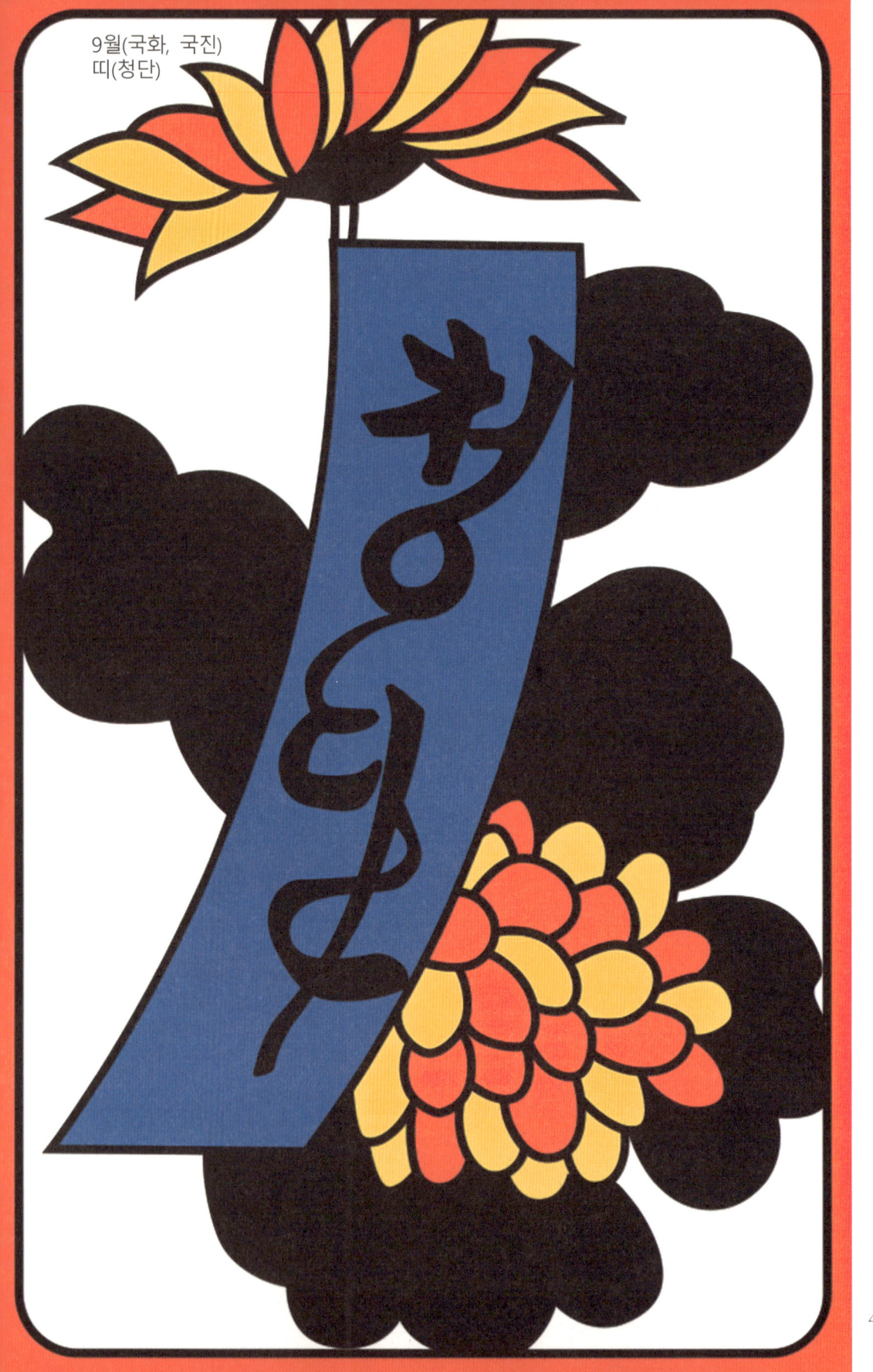

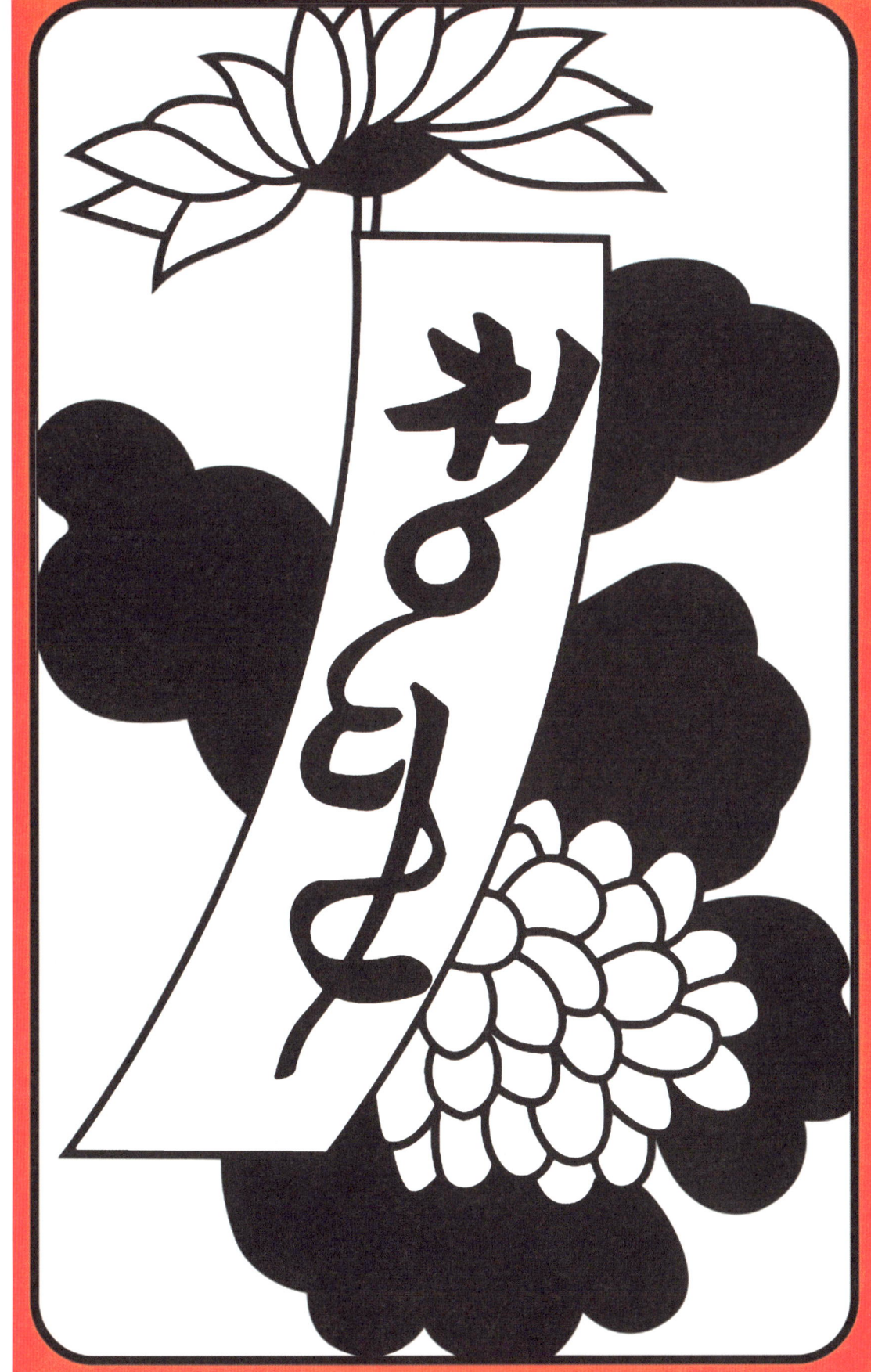

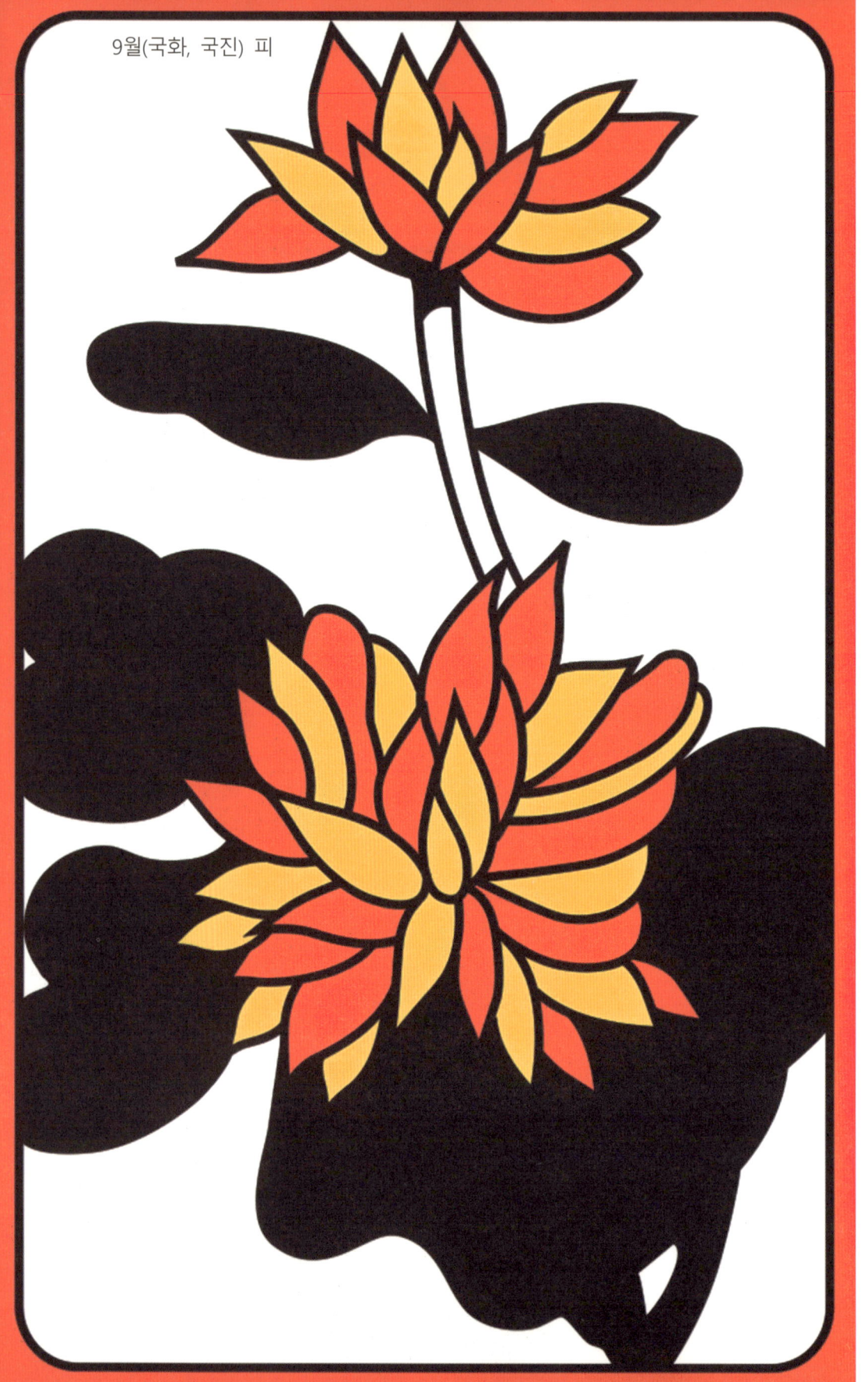

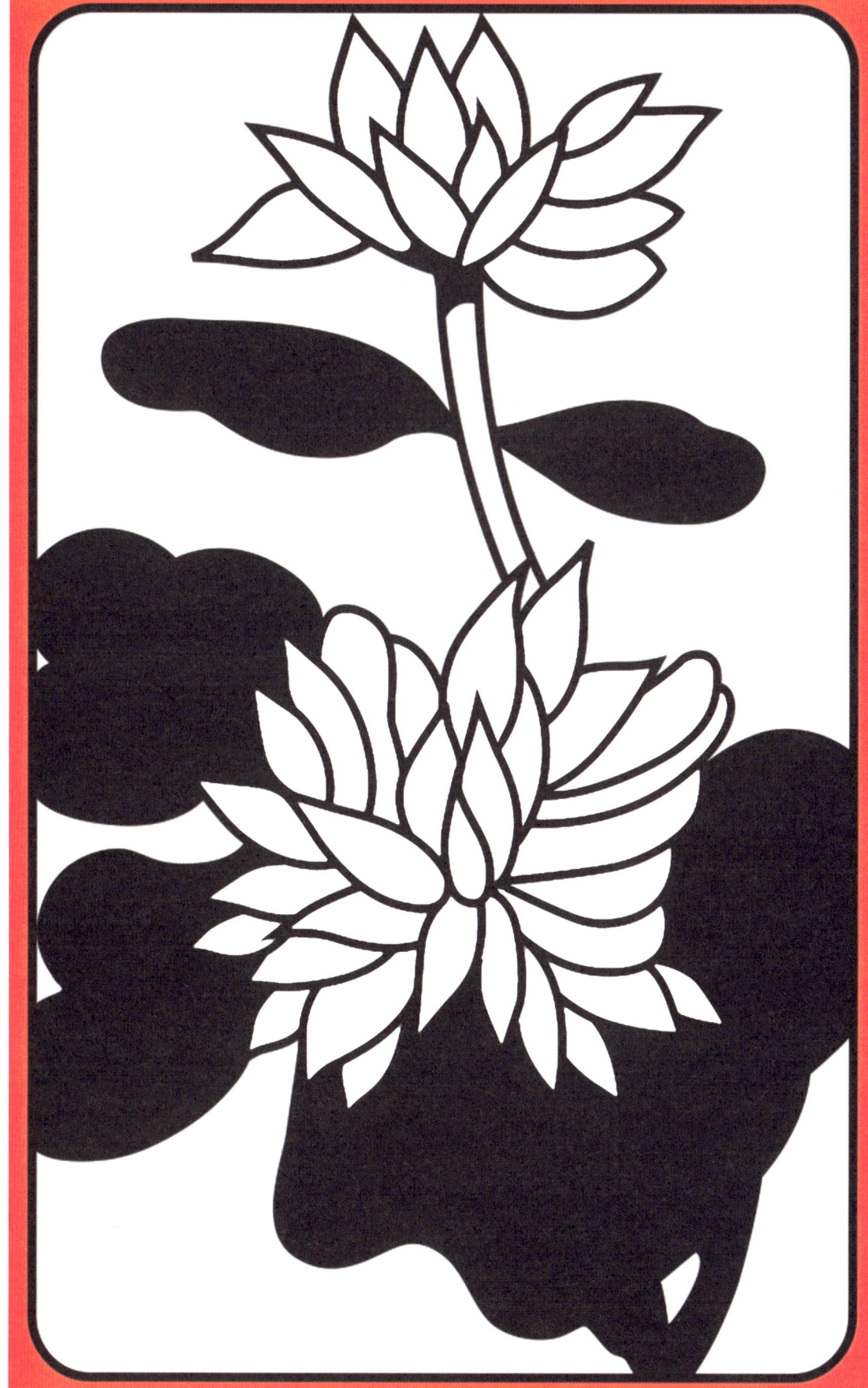

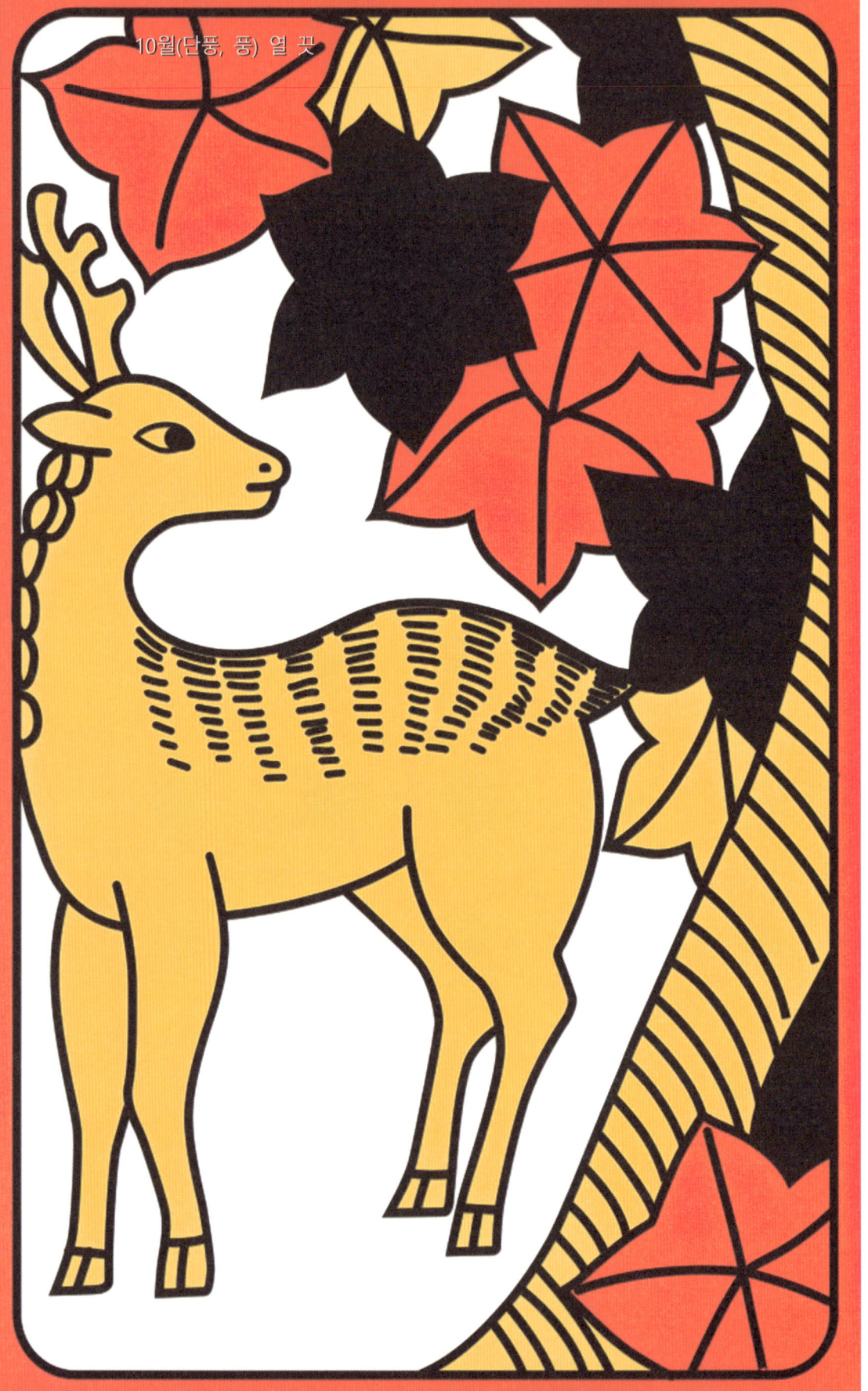

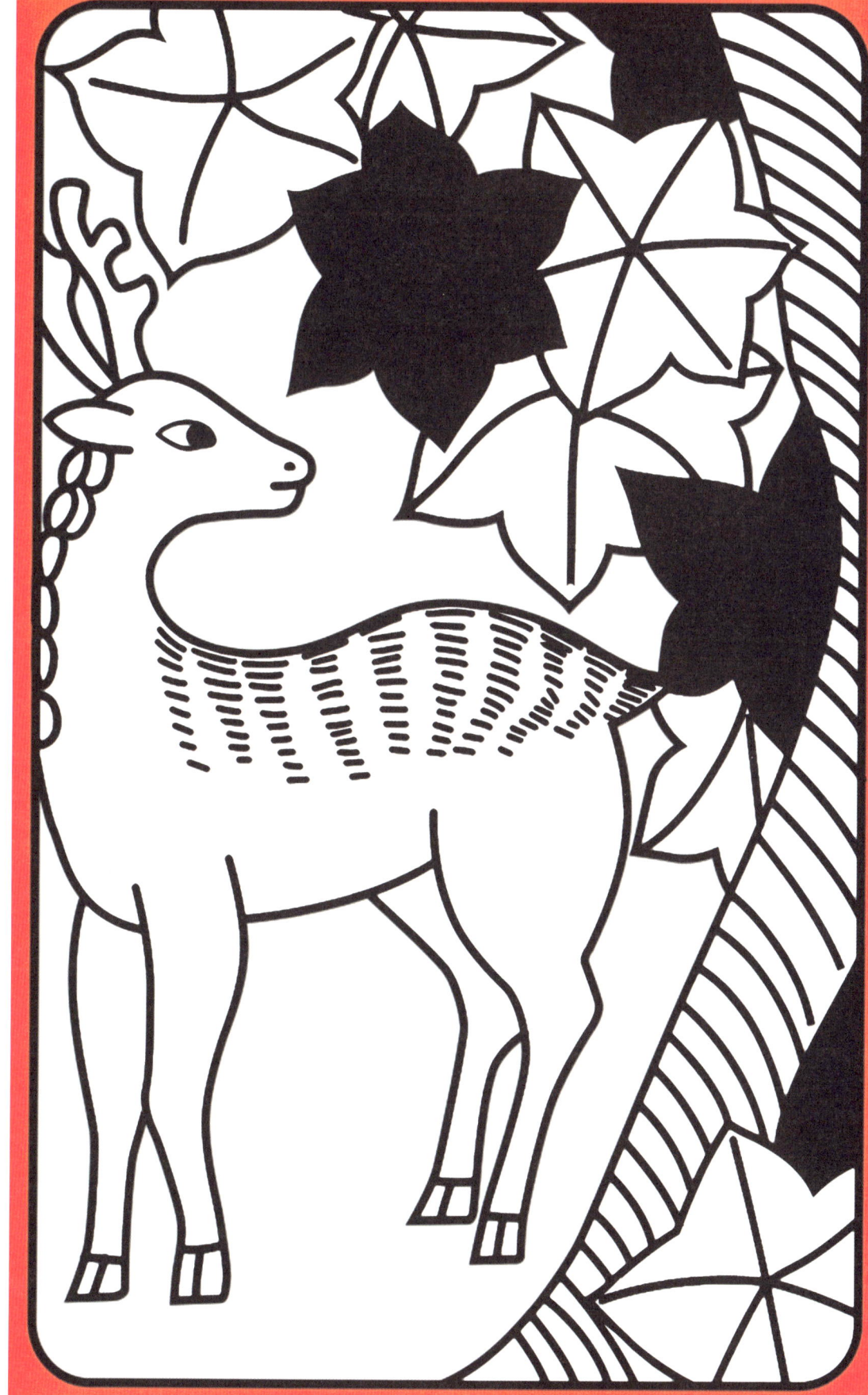

10월(단풍, 풍) 띠(청단)

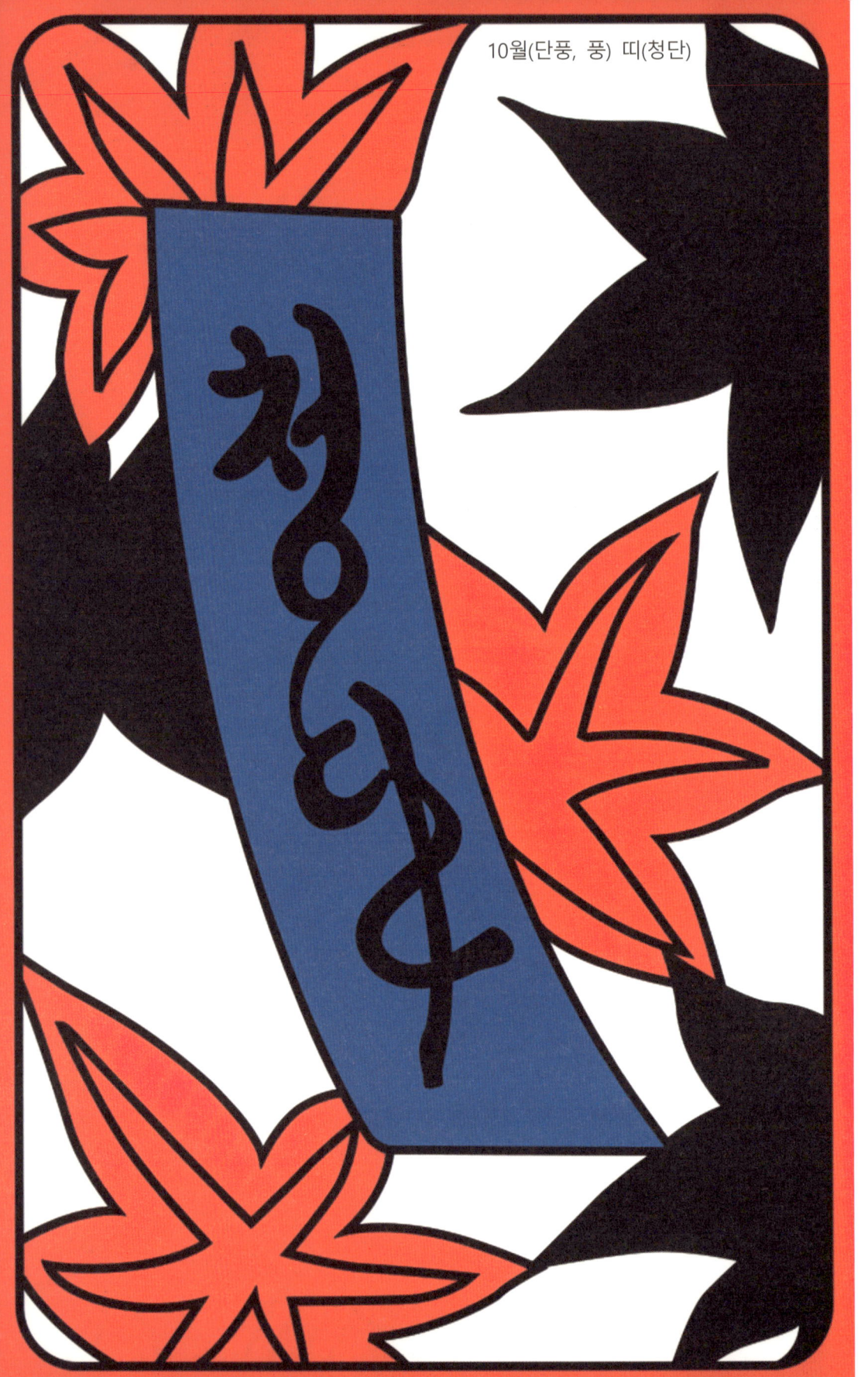

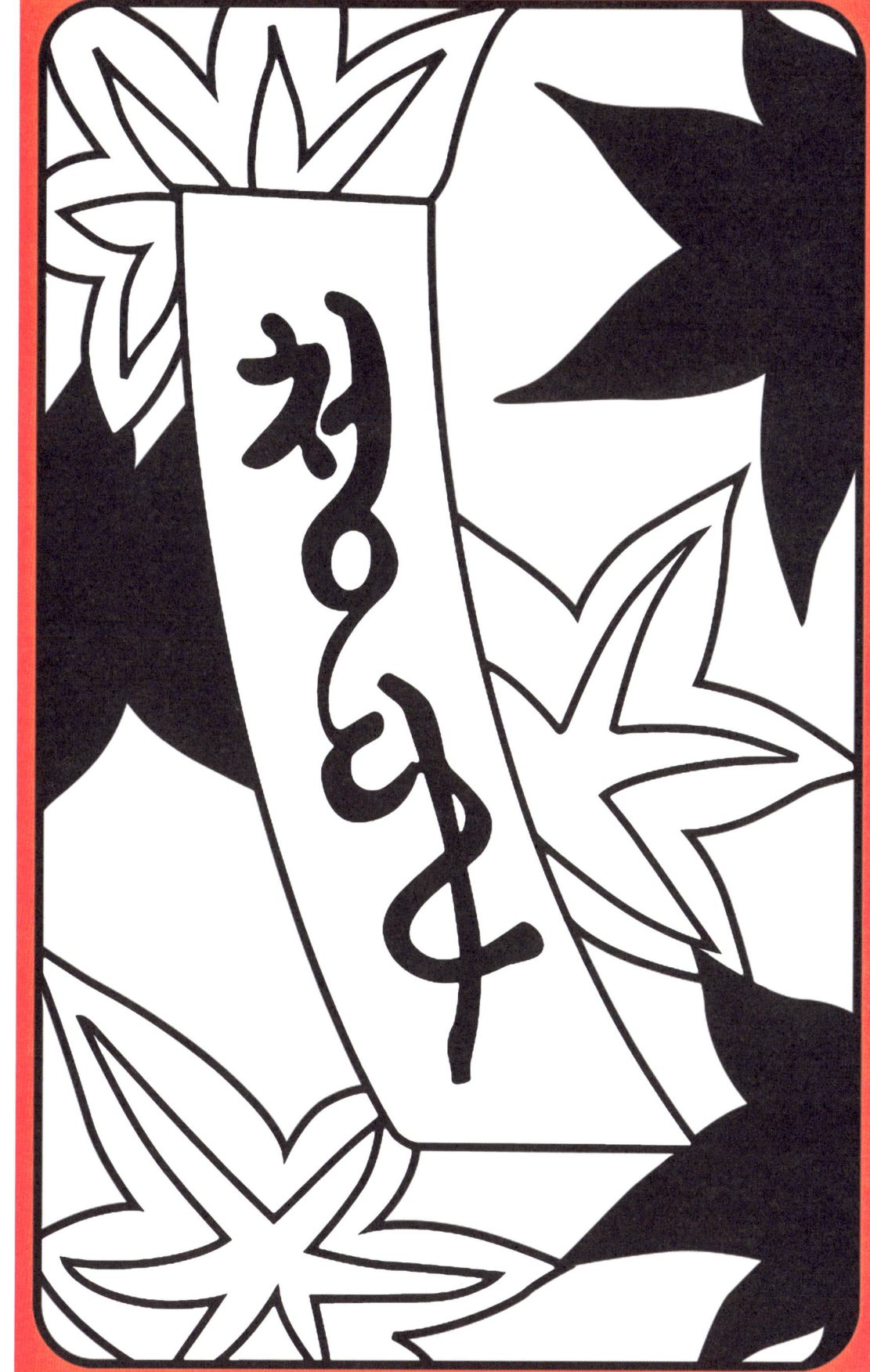

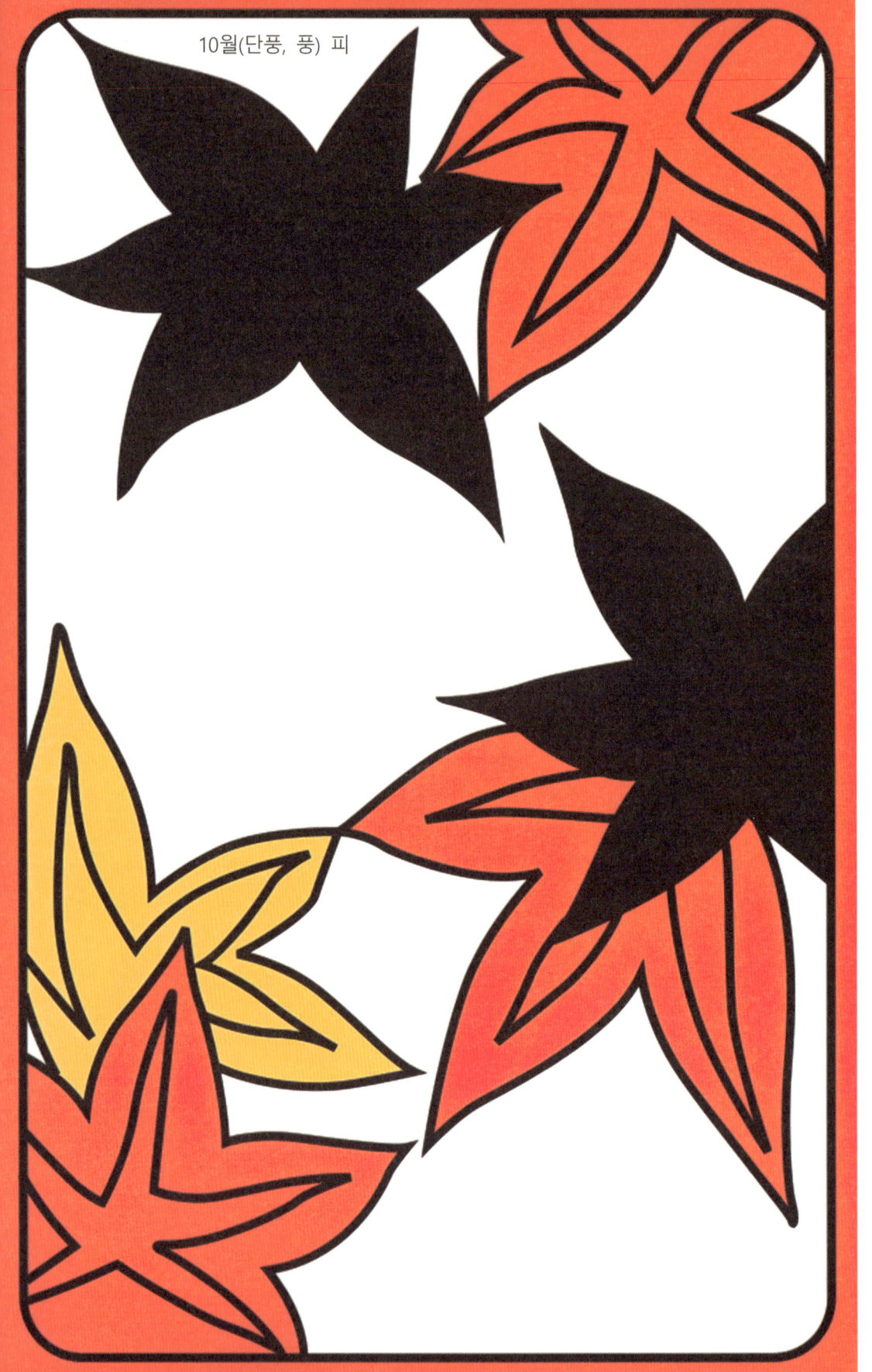

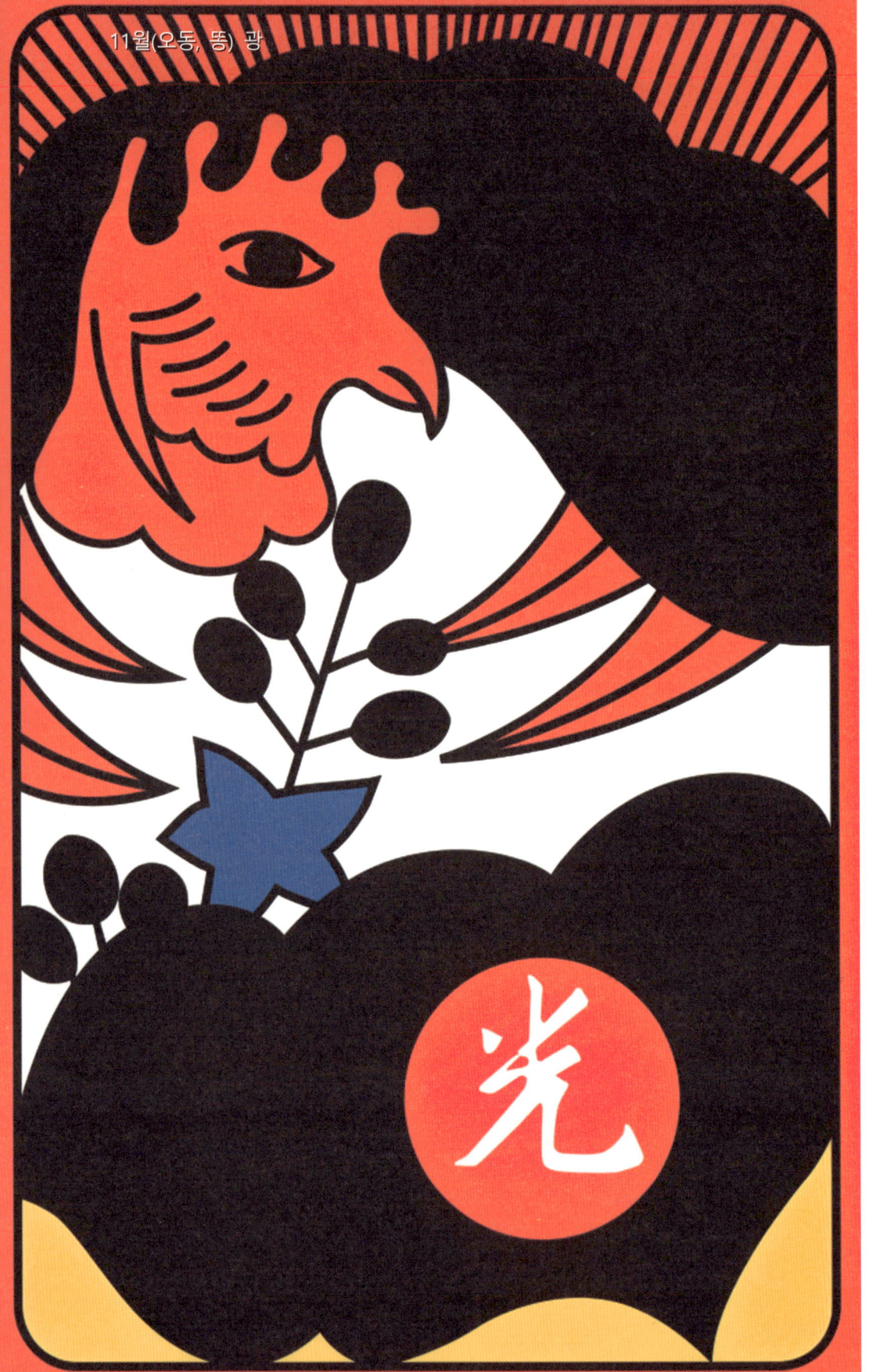

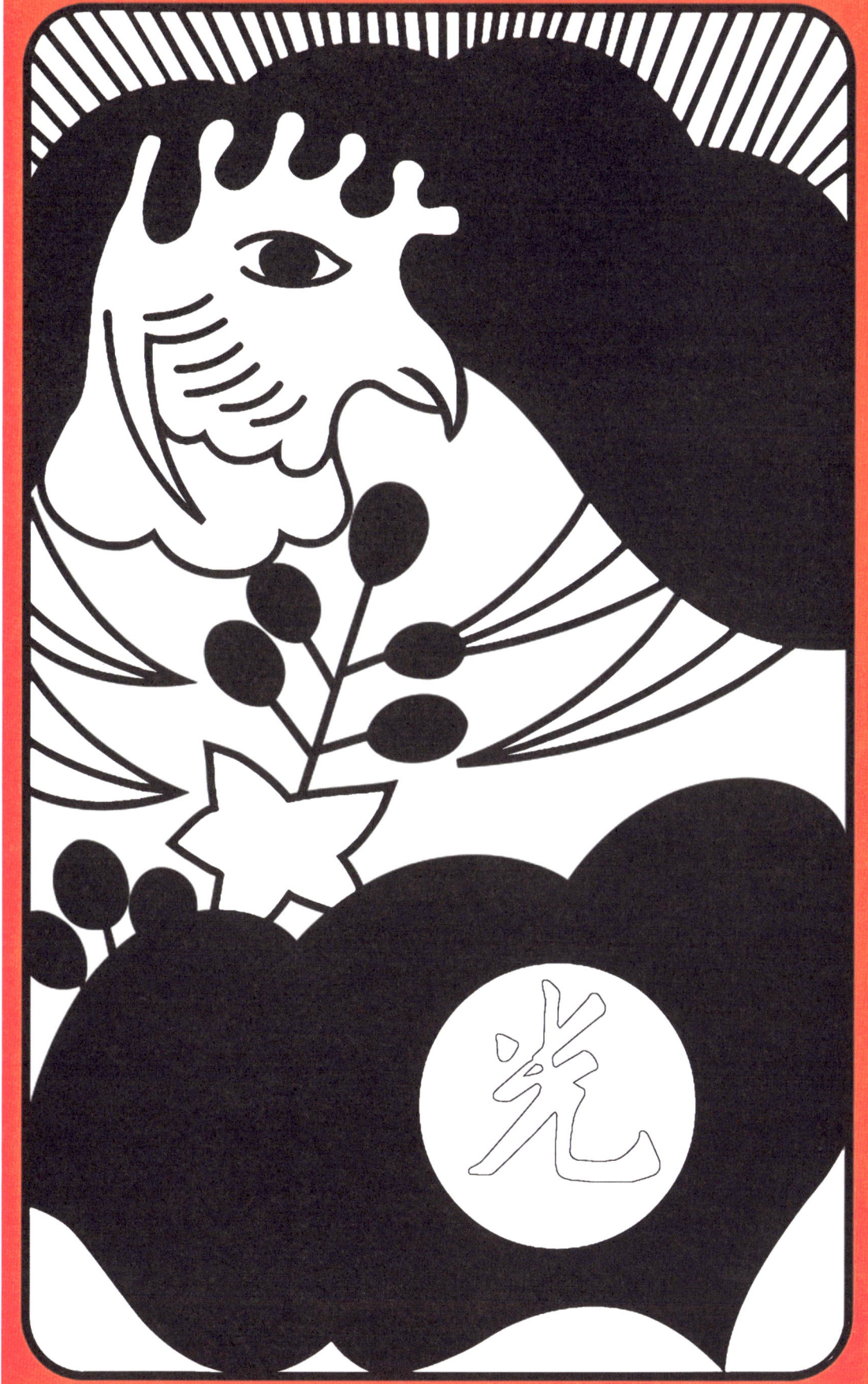

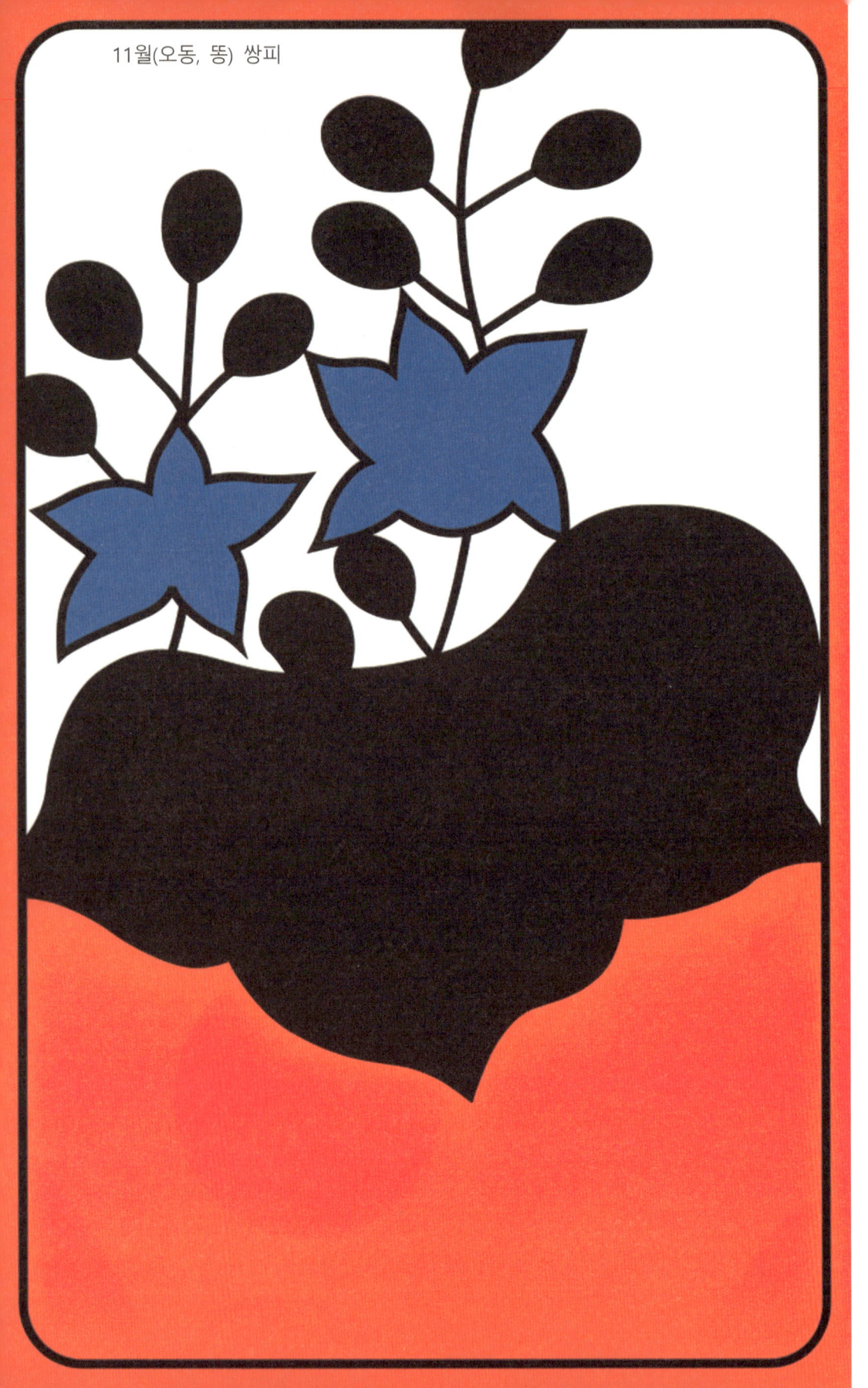

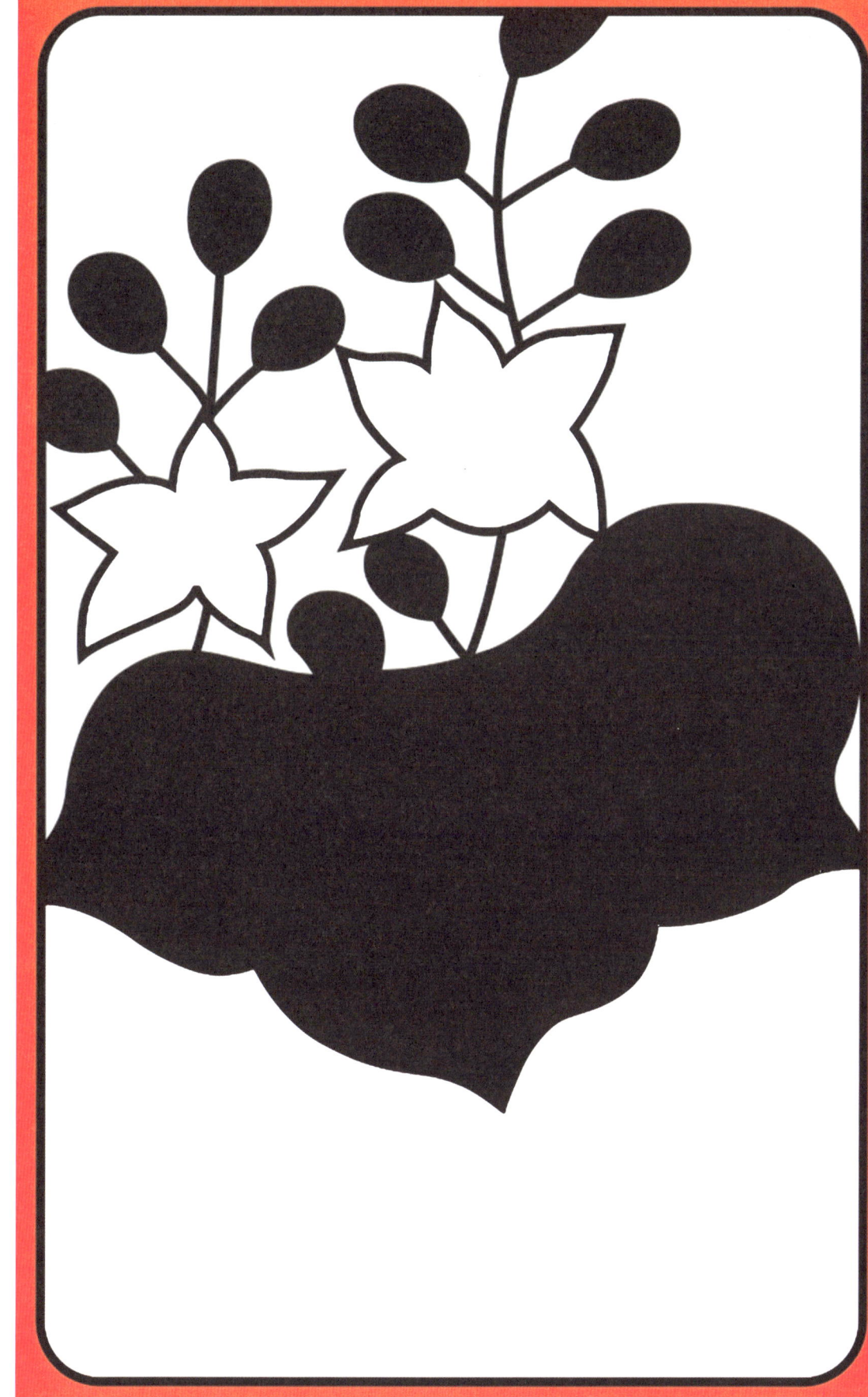

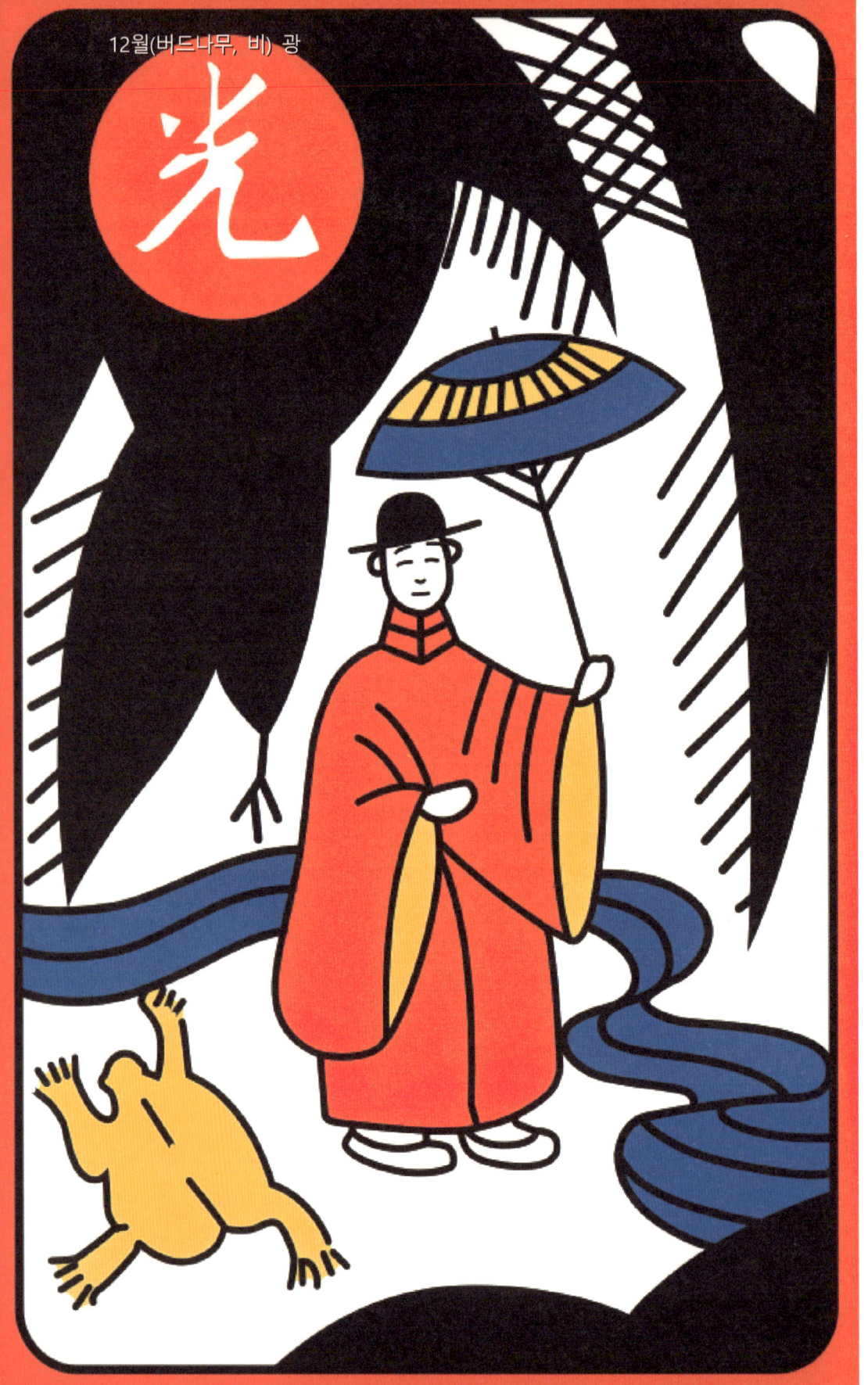

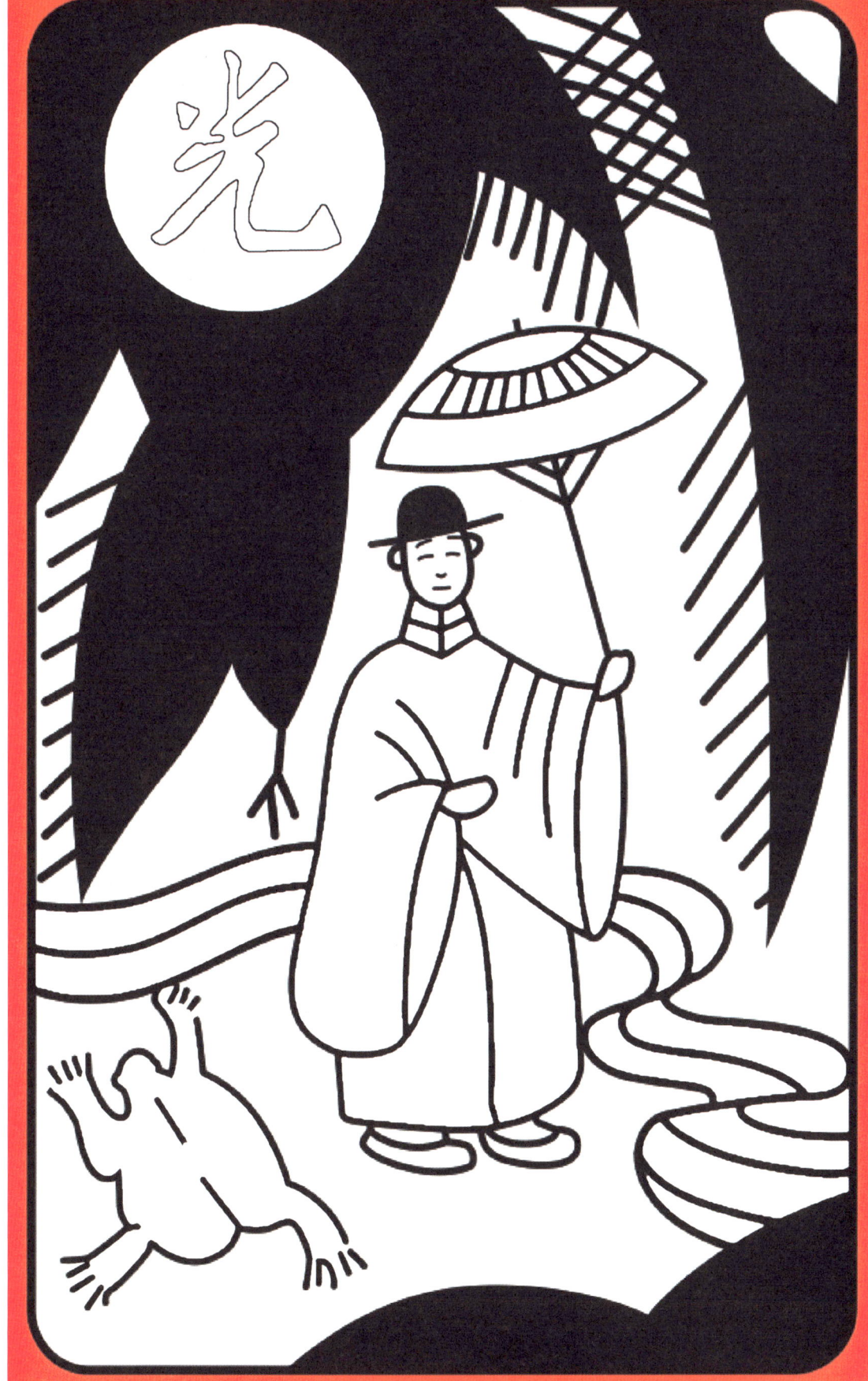

12월(버드나무, 비) 열 끗

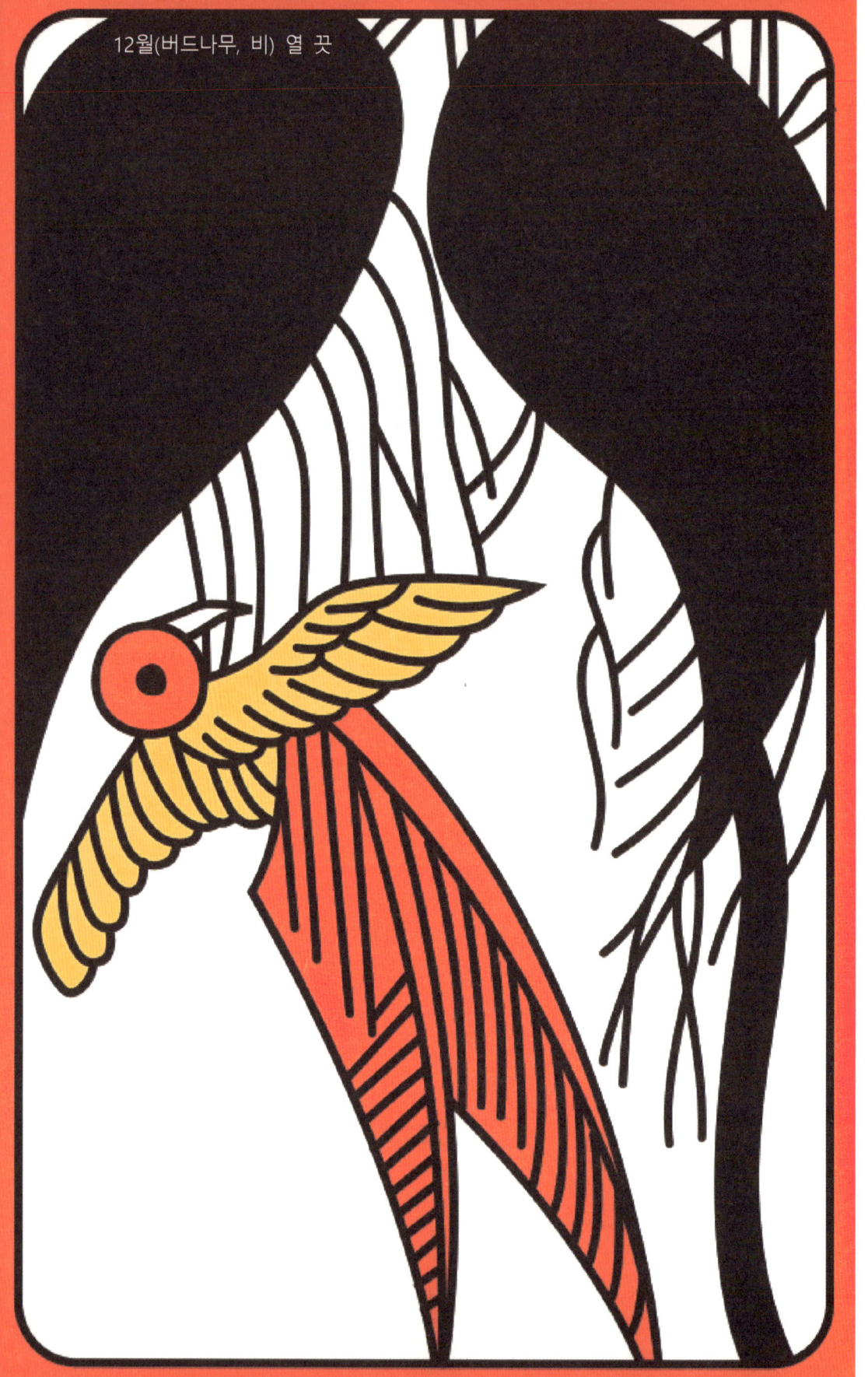

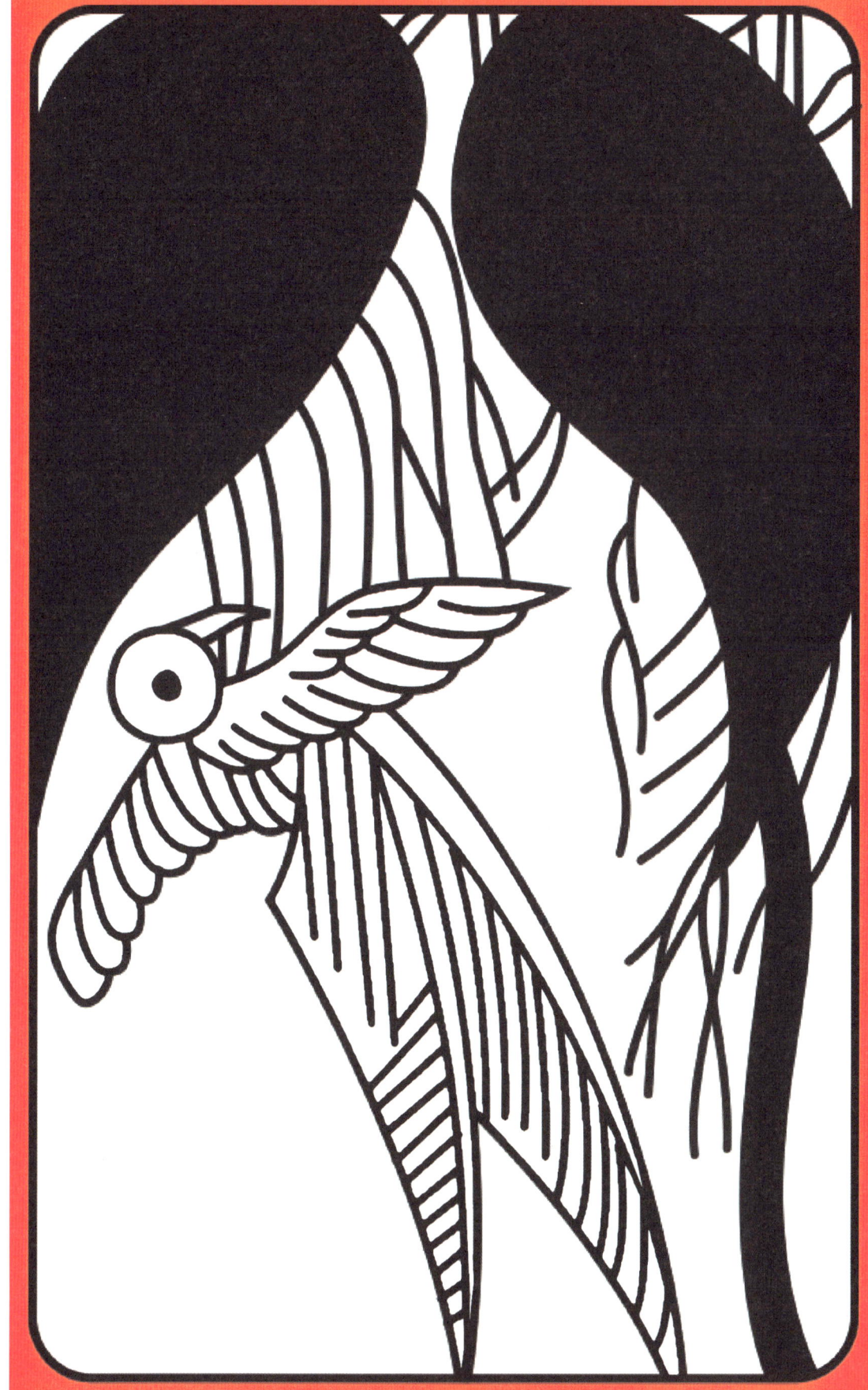

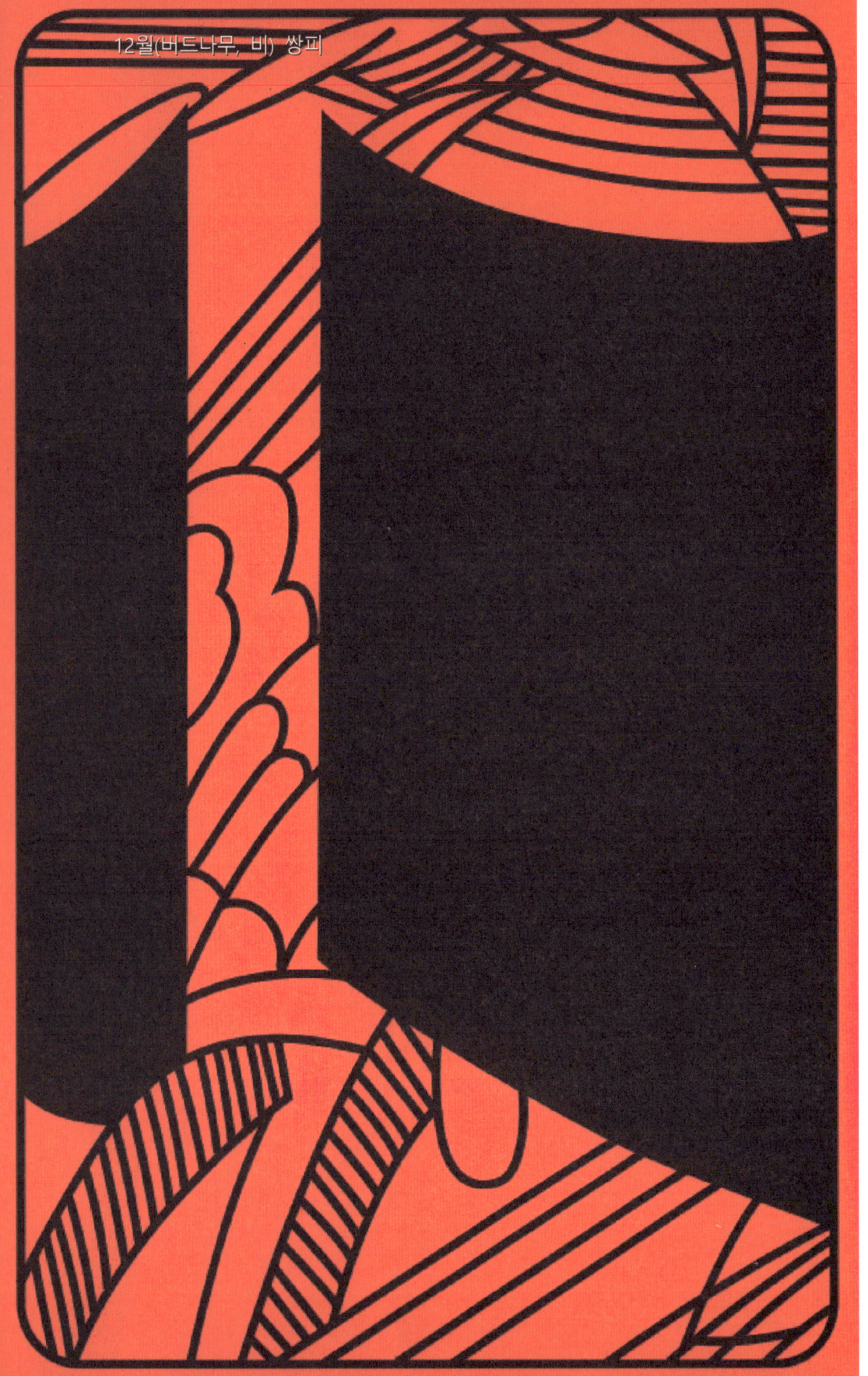
12월(버드나무, 비) 쌍피

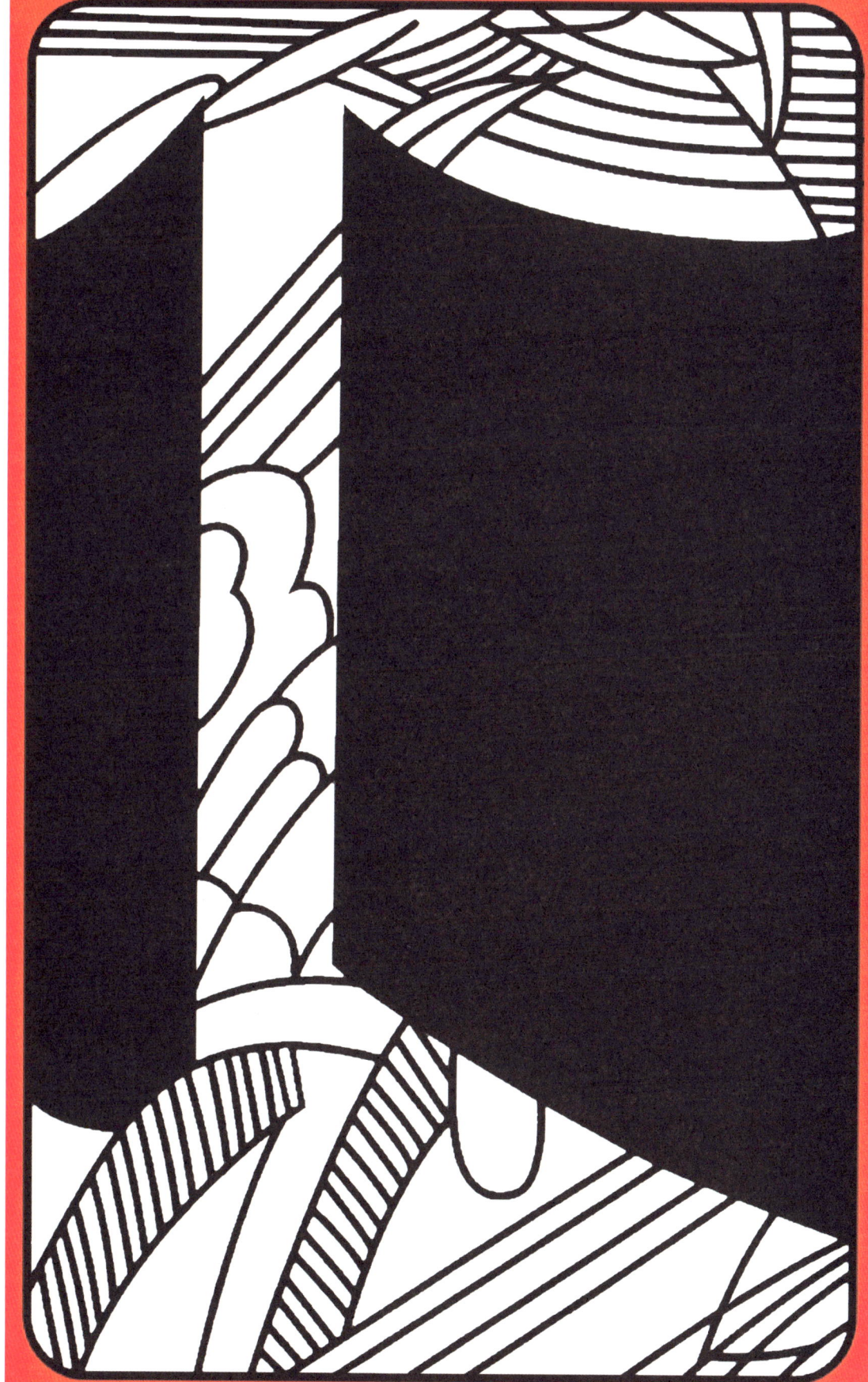

라투(전라도 화투) 4월(등나무, 흑싸리) 띠(초단)

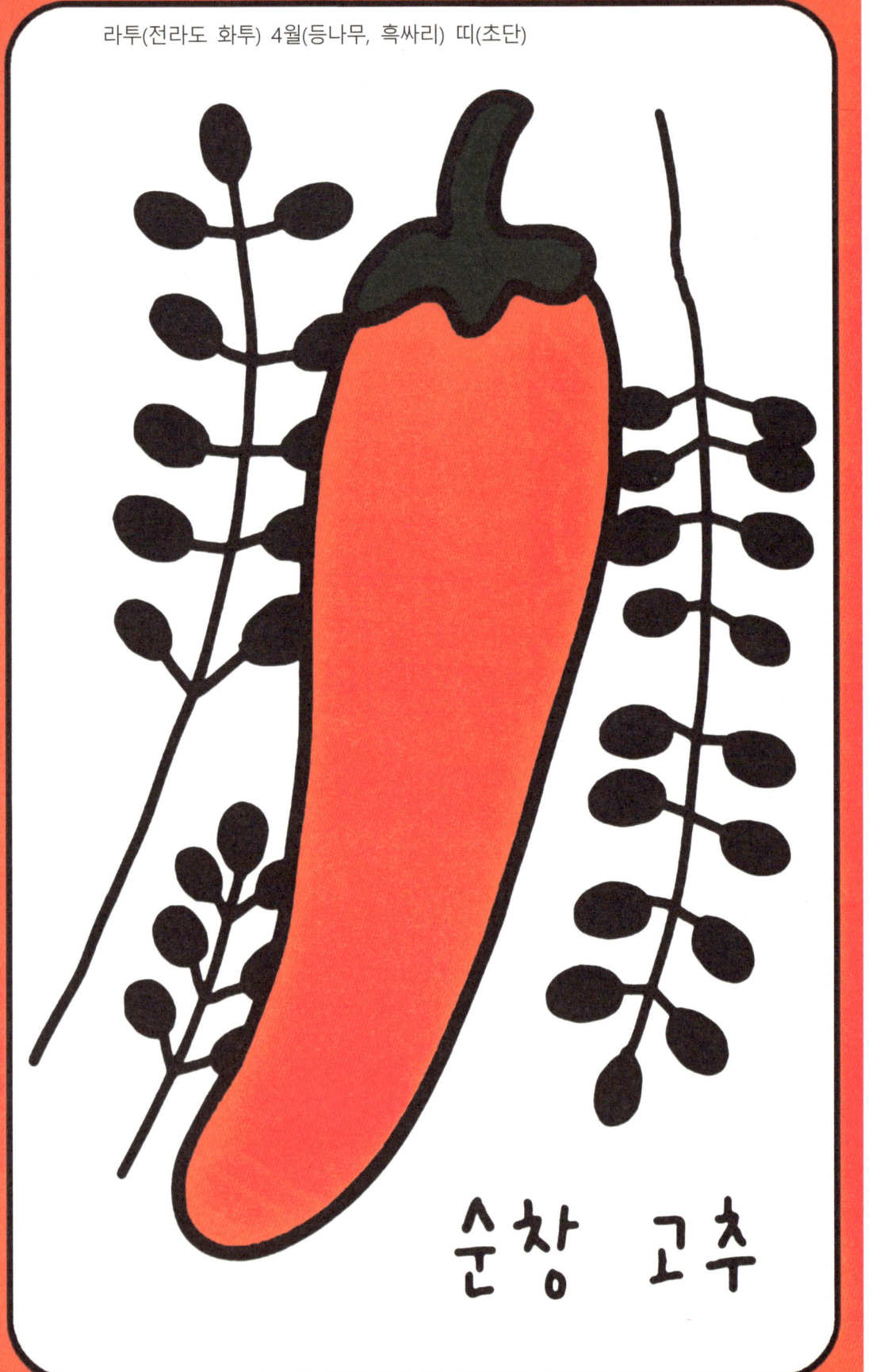

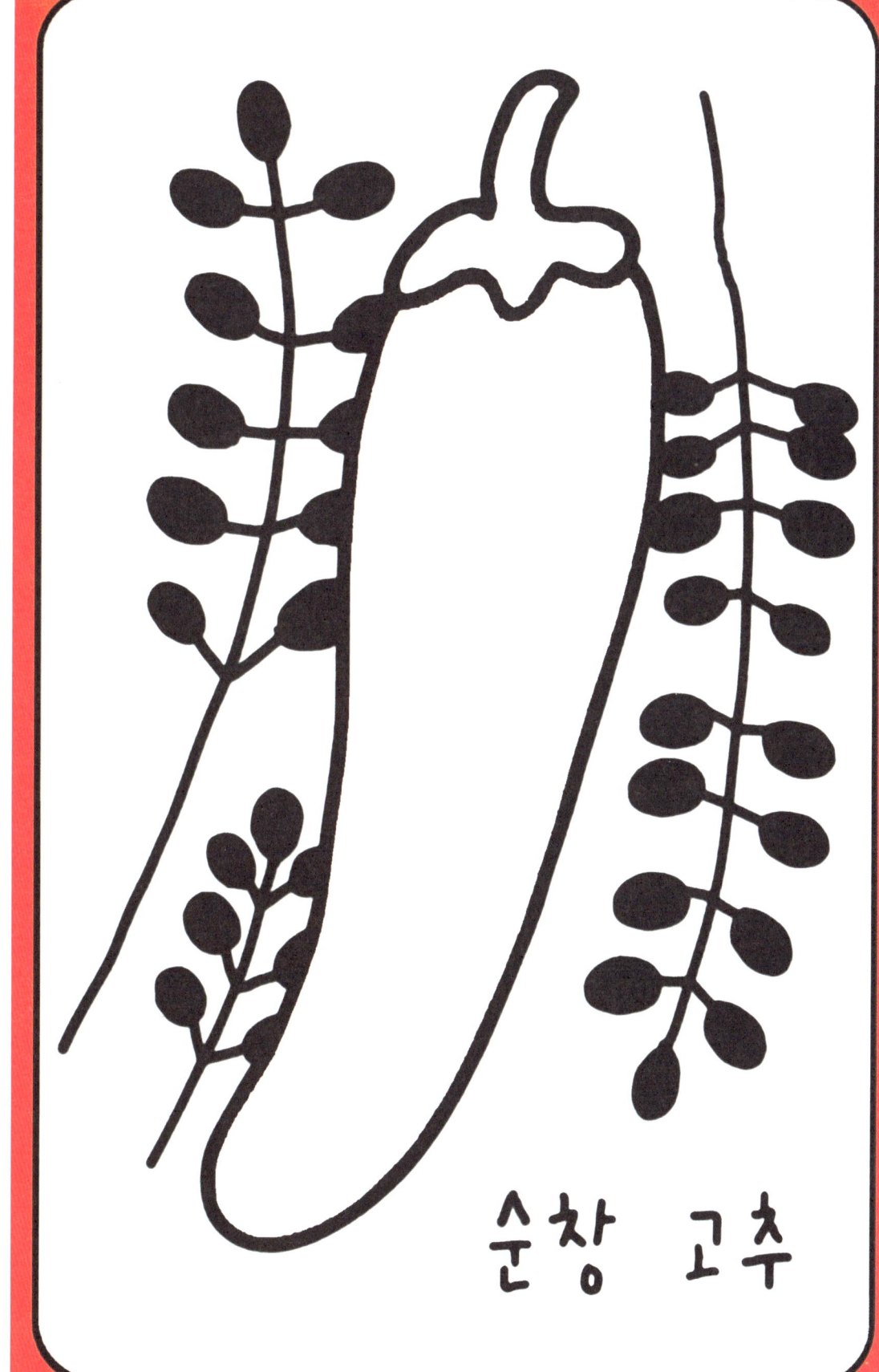

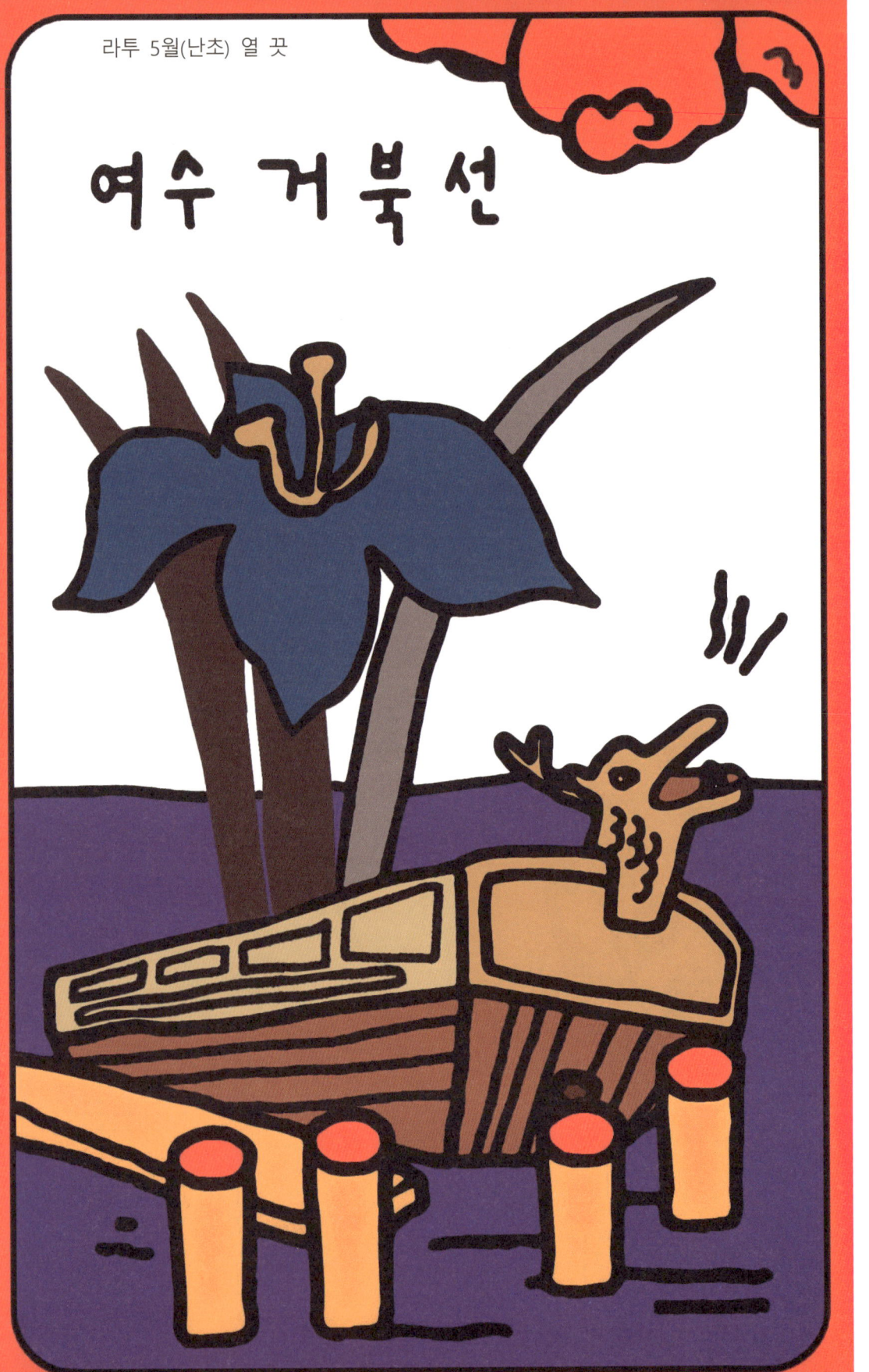

여수 거북선

라투 5월(난초) 띠(초단)

여수 하멜등대

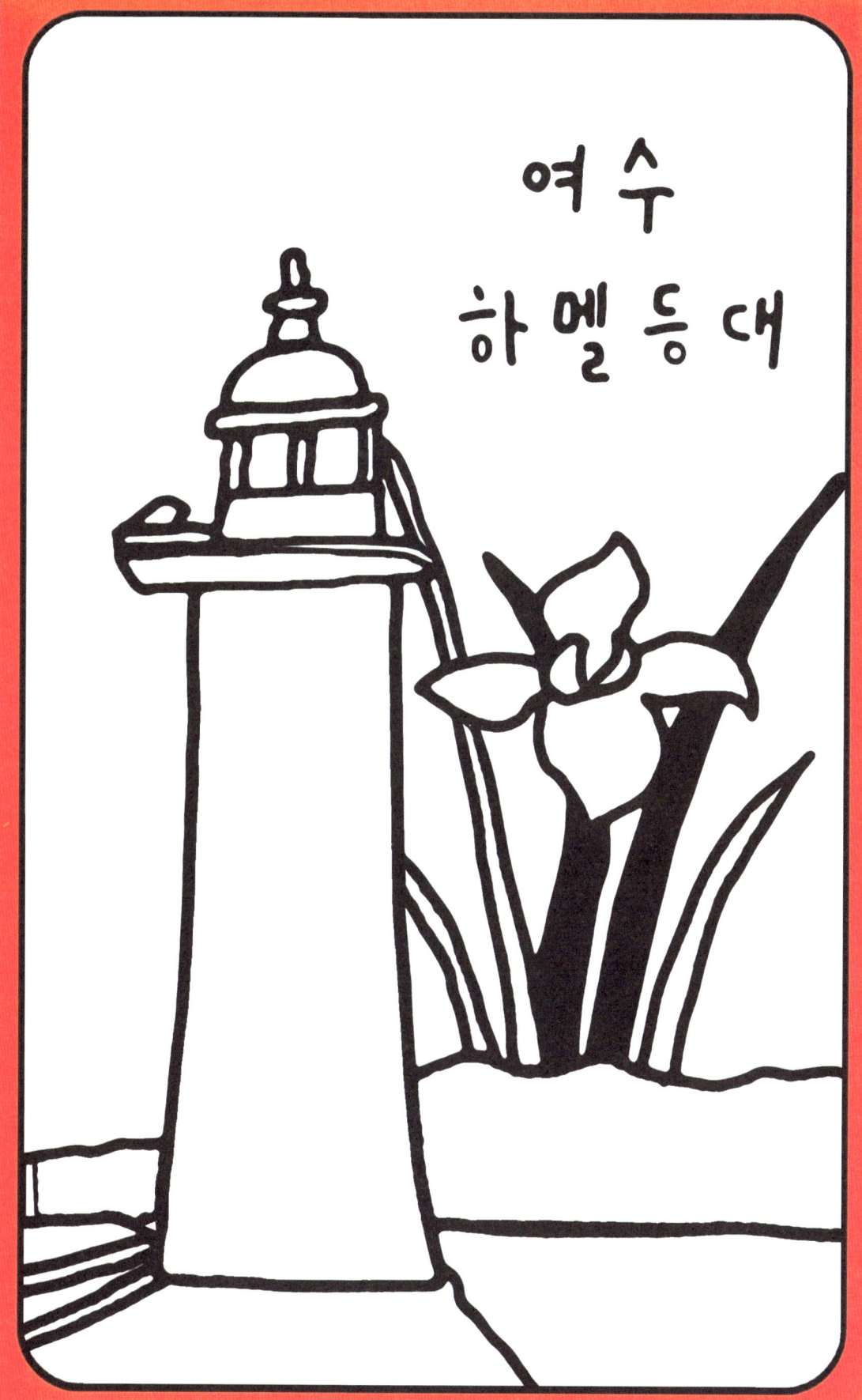

라투 7월(싸리, 홍싸리) 피

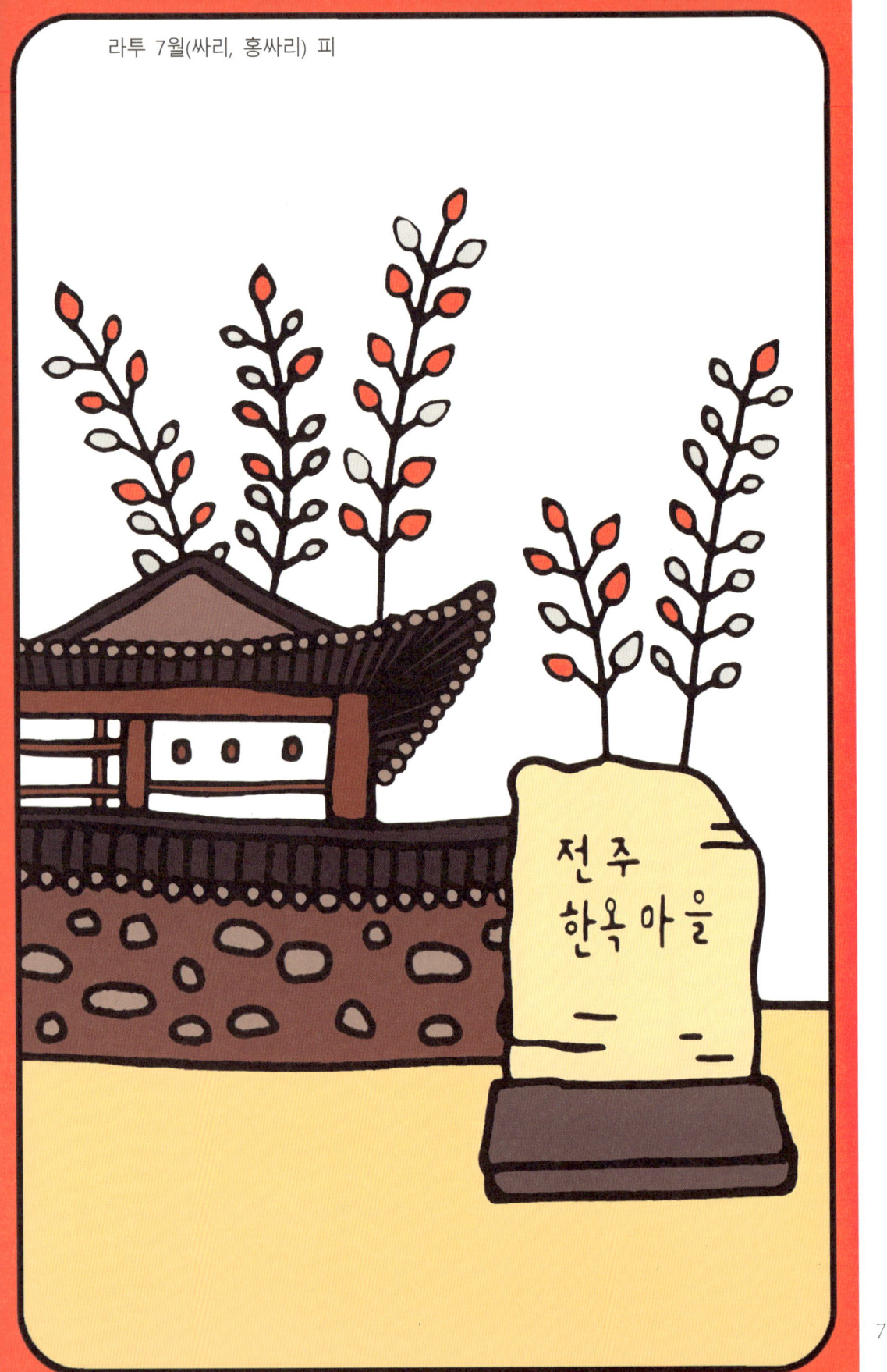

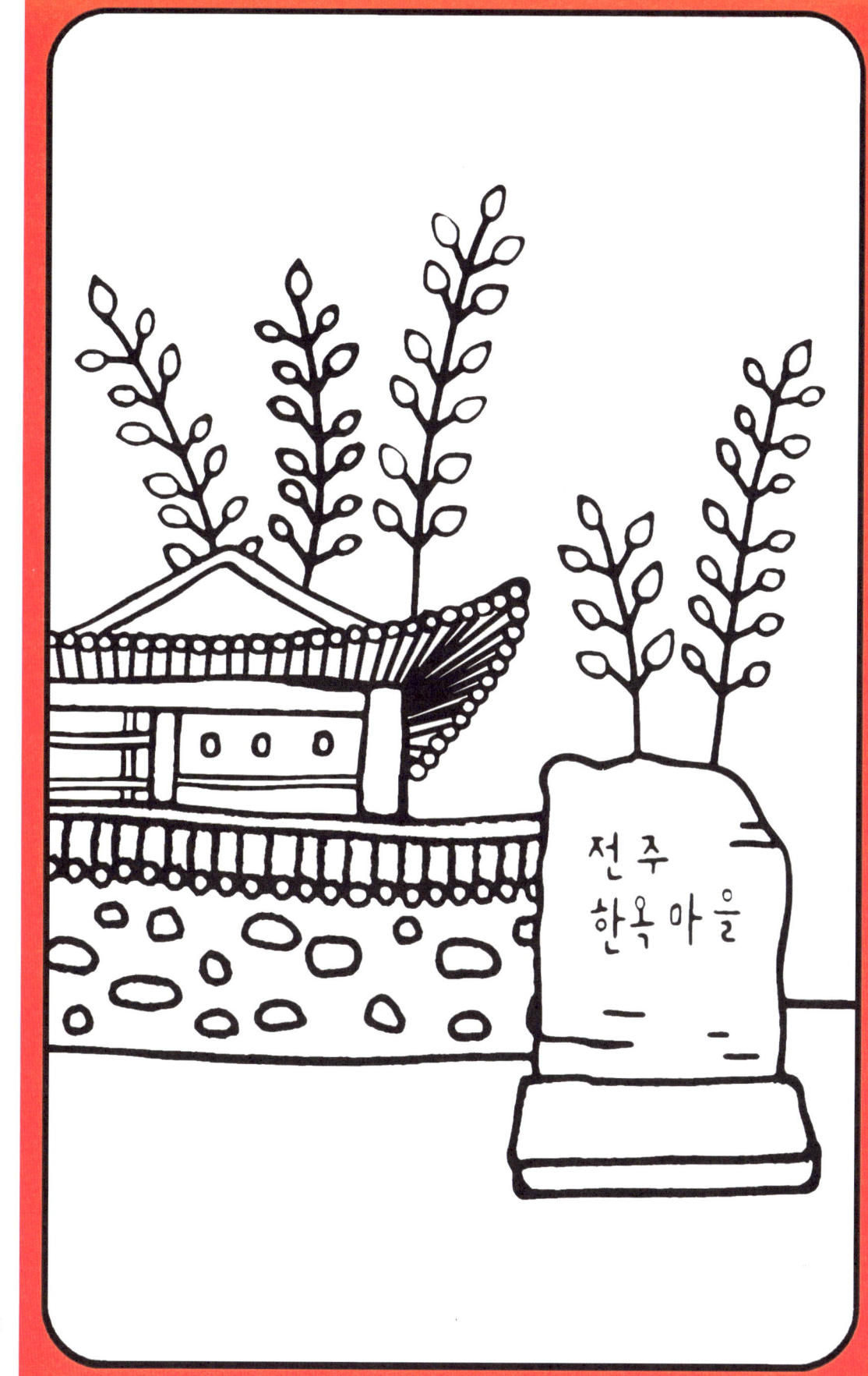

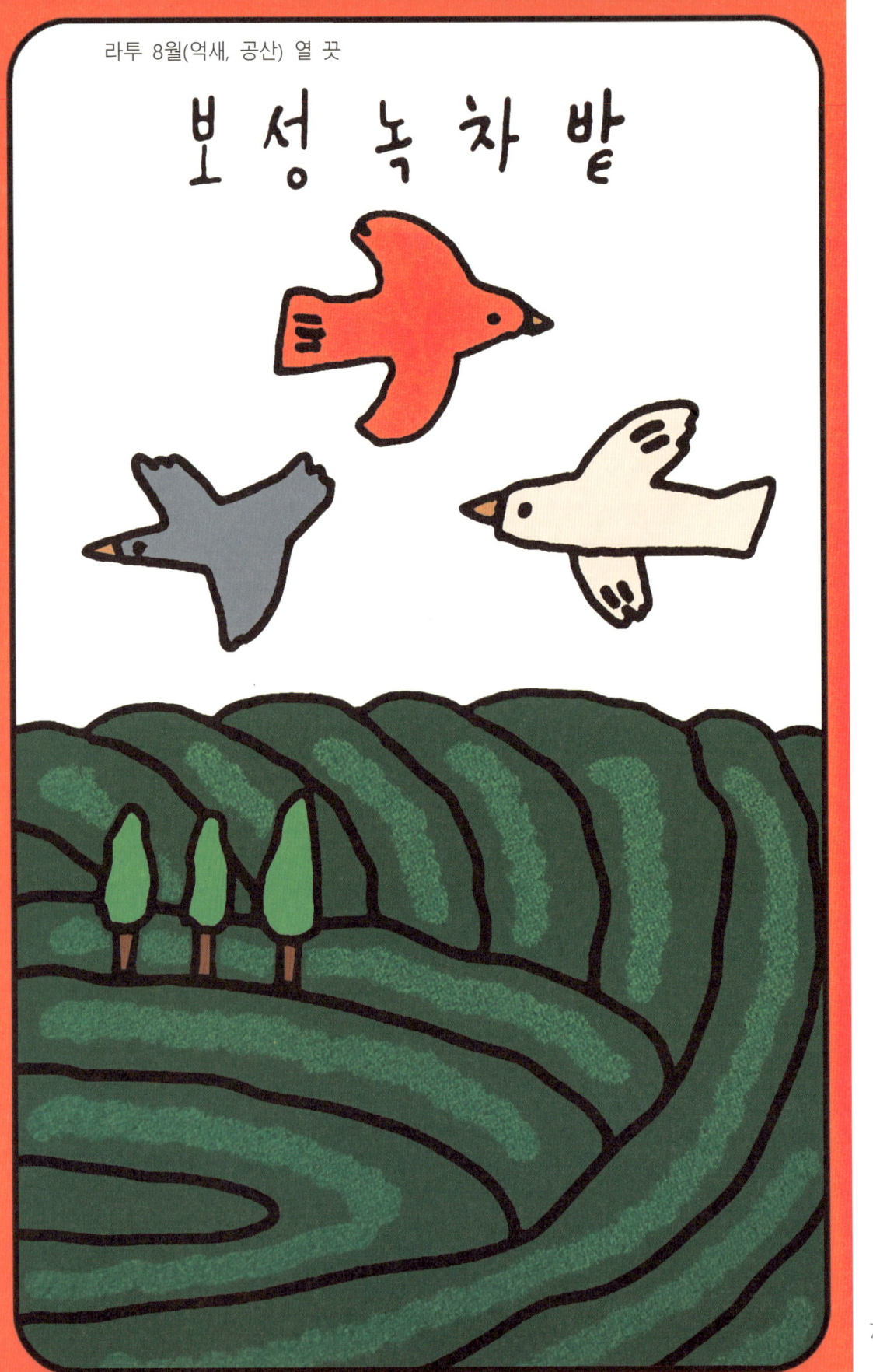

보성 녹차밭

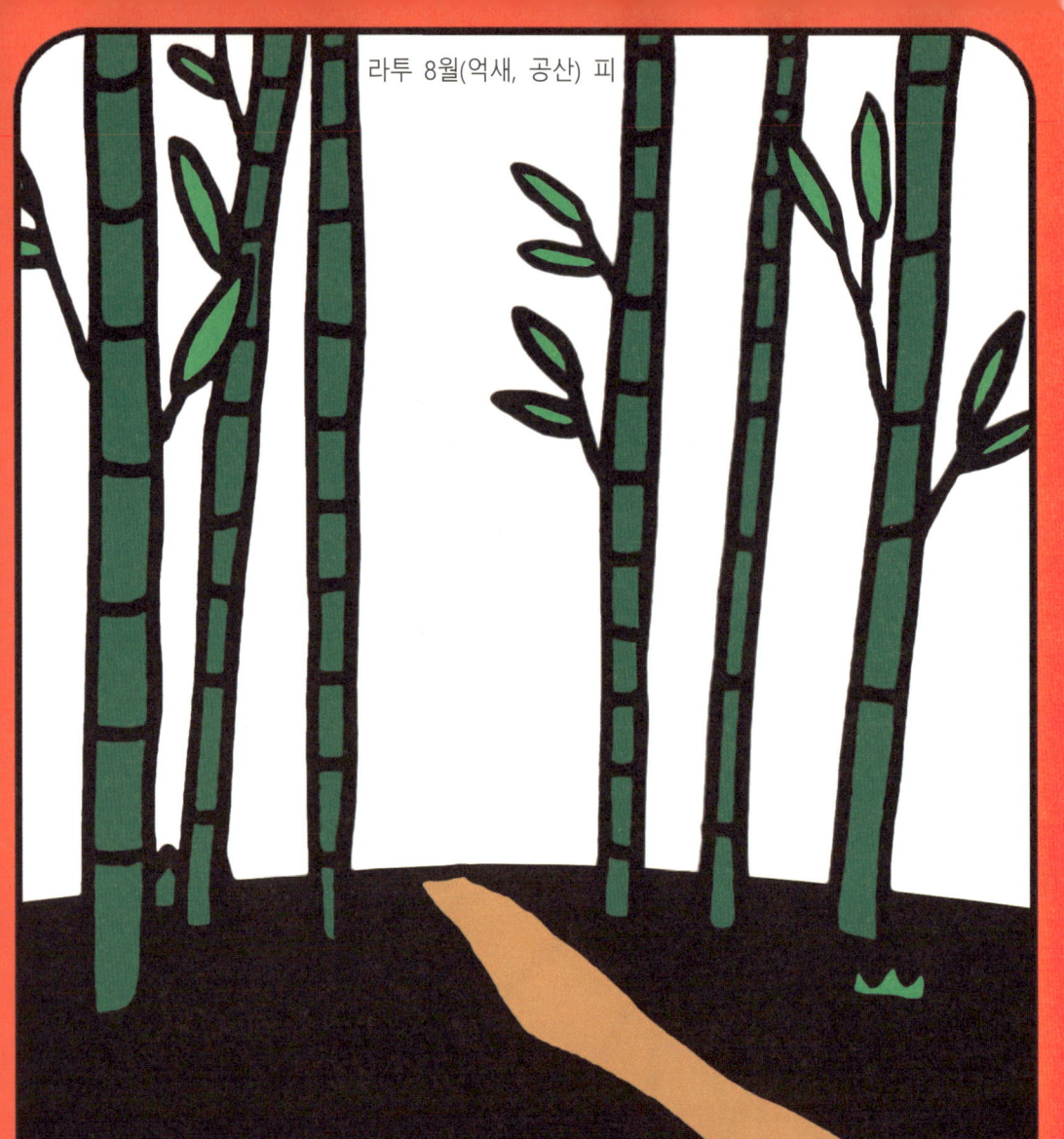

담양죽녹원

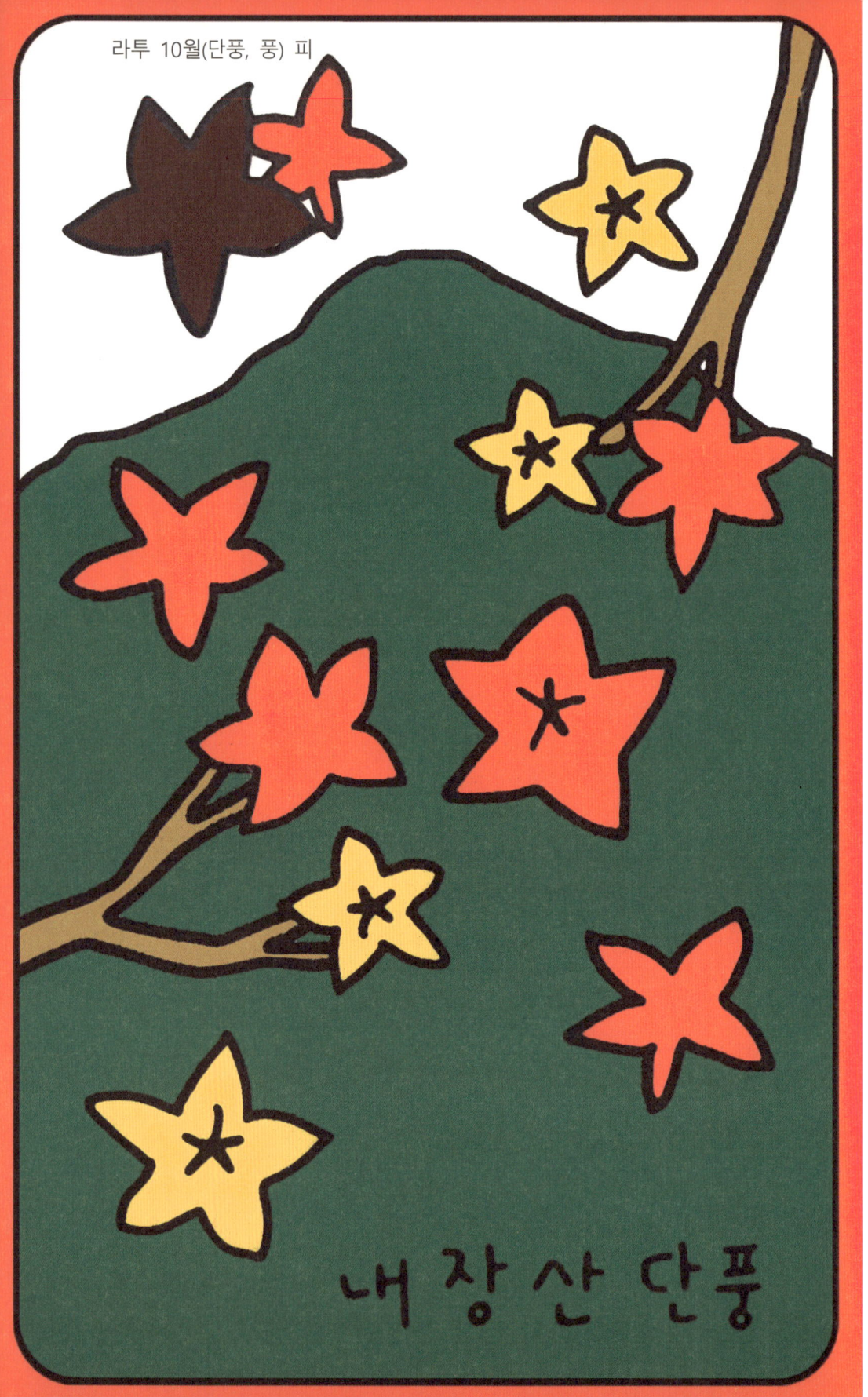

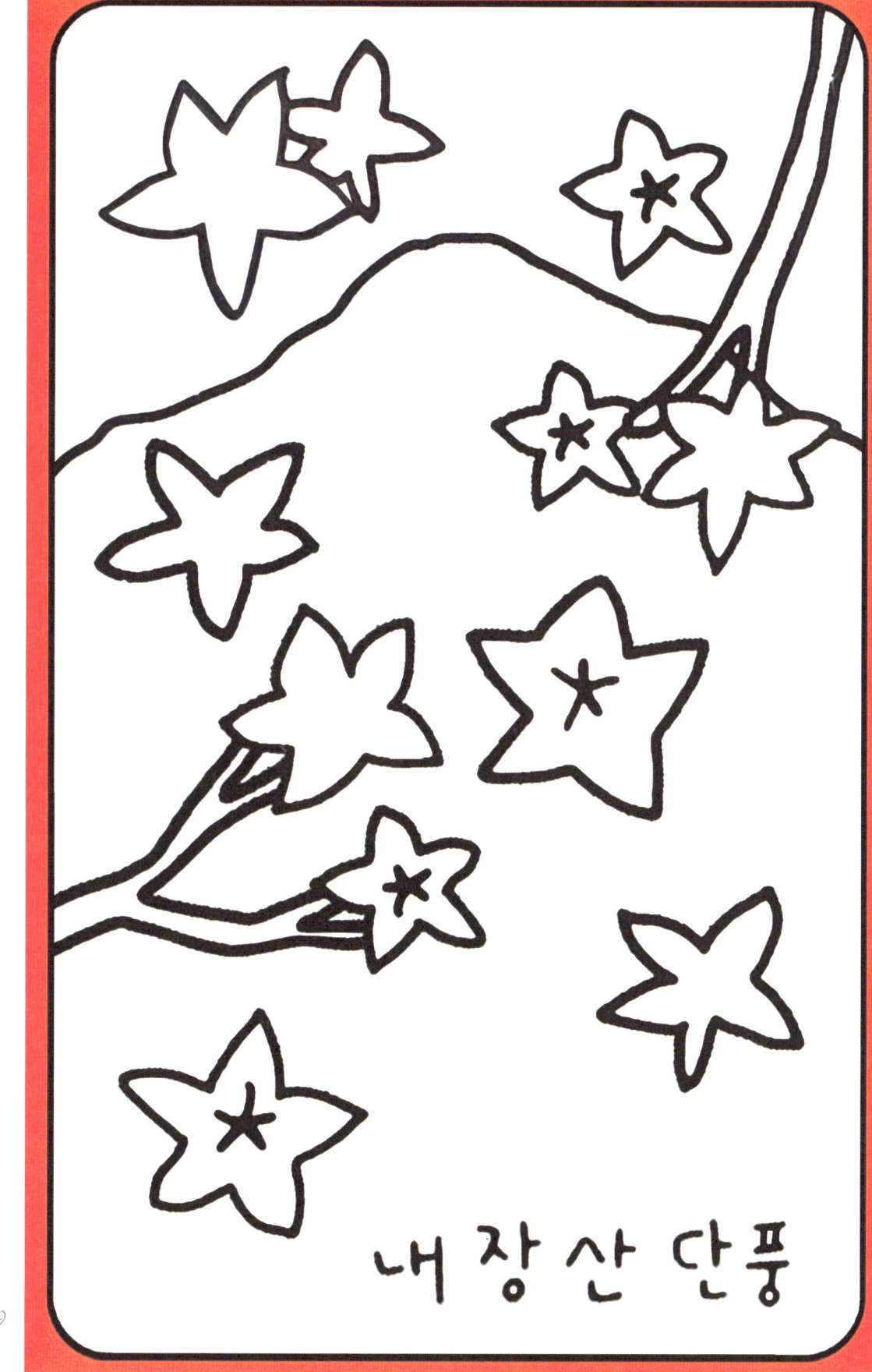

상투(경상도 화투) 2월(매화, 매조) 열 끗

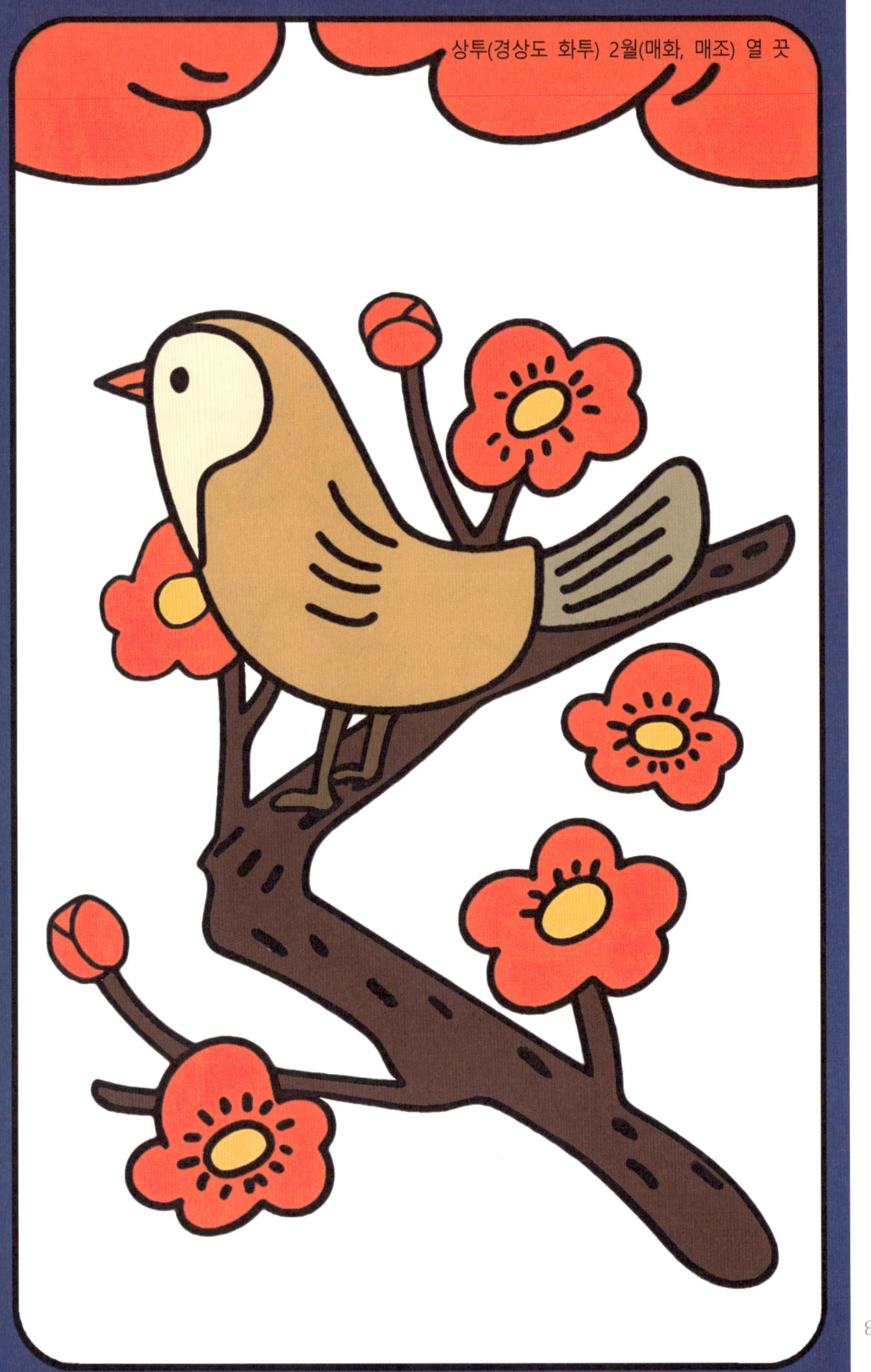

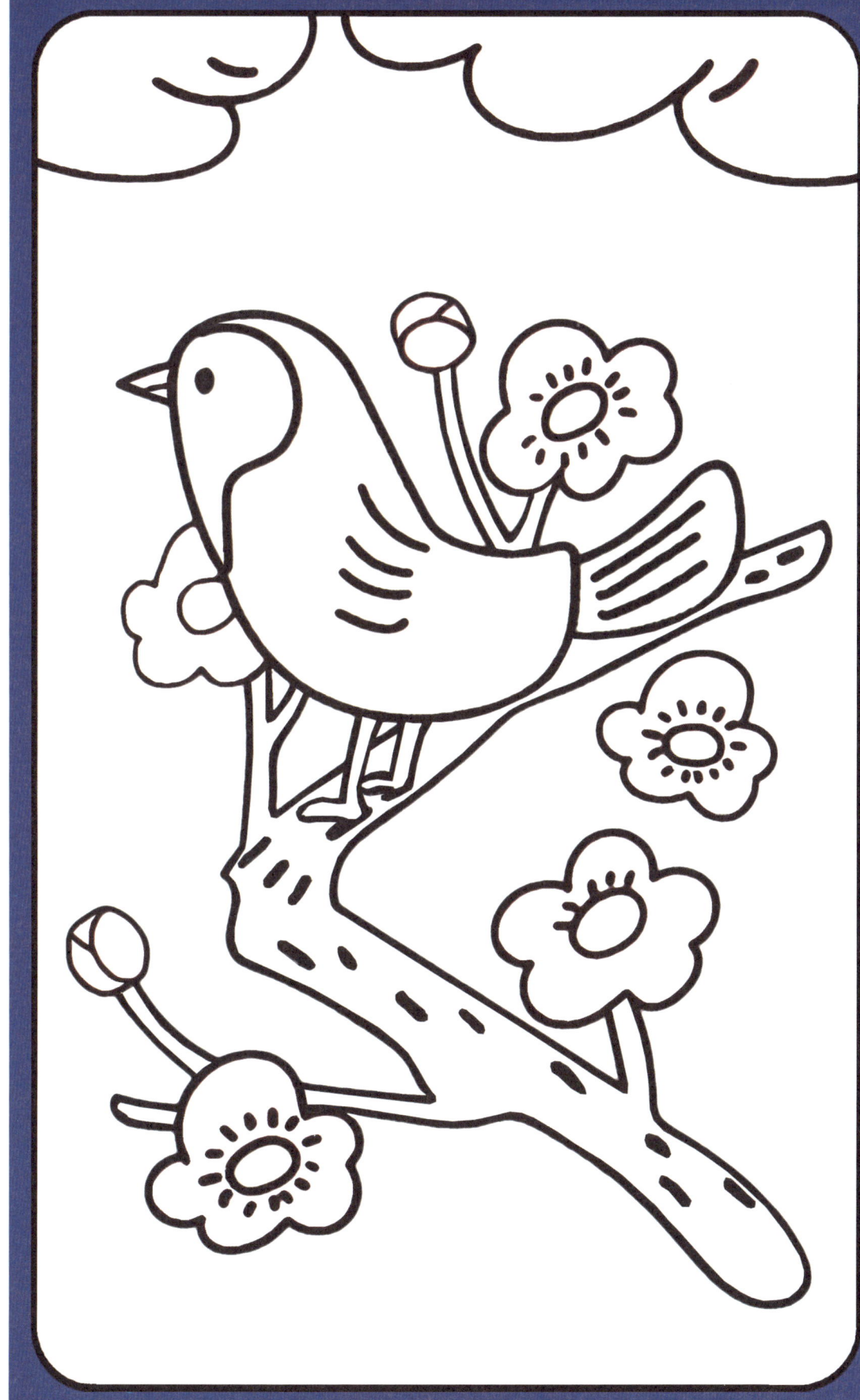

상투 4월(등나무, 흑싸리) 띠(초단)

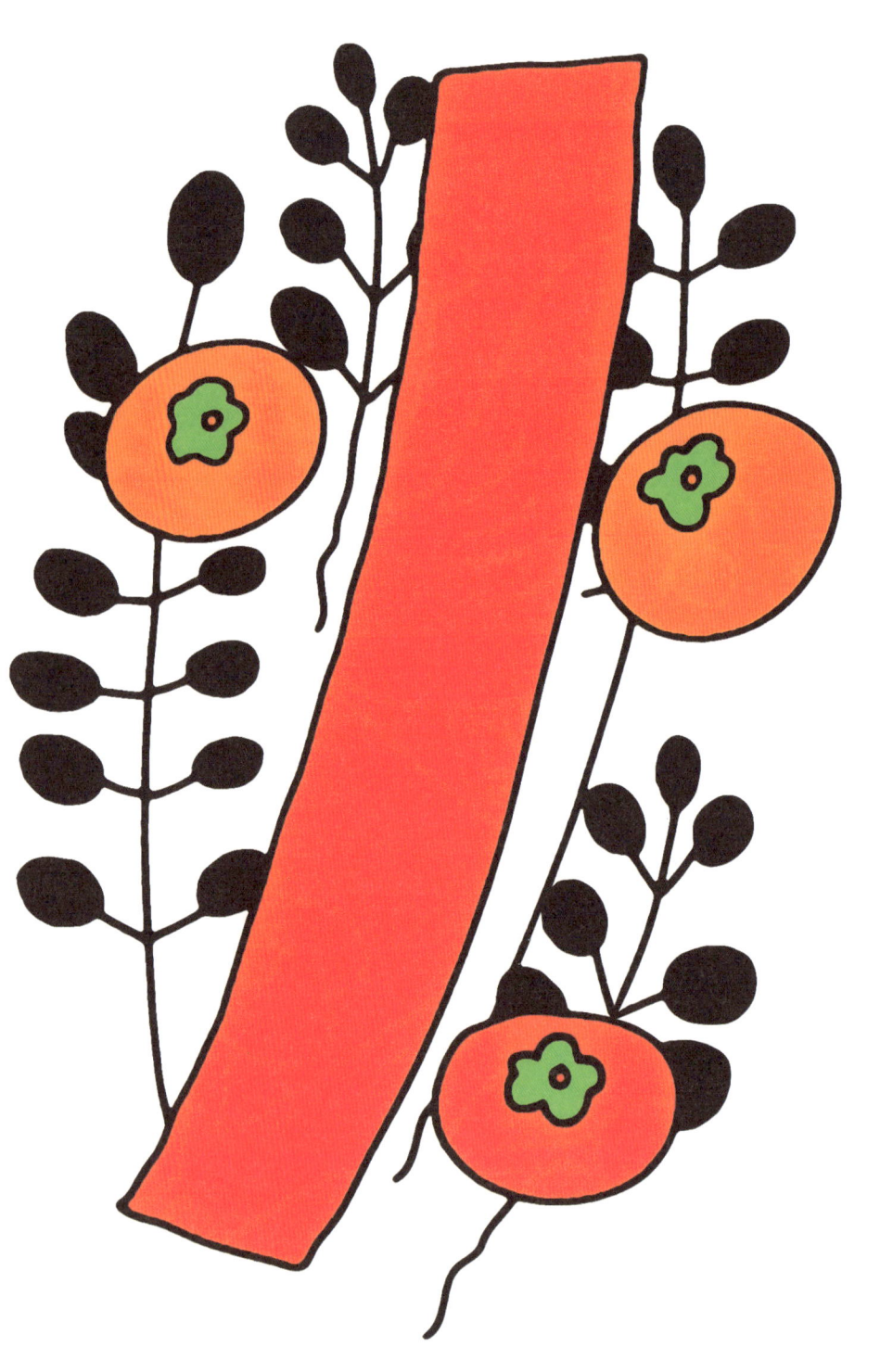

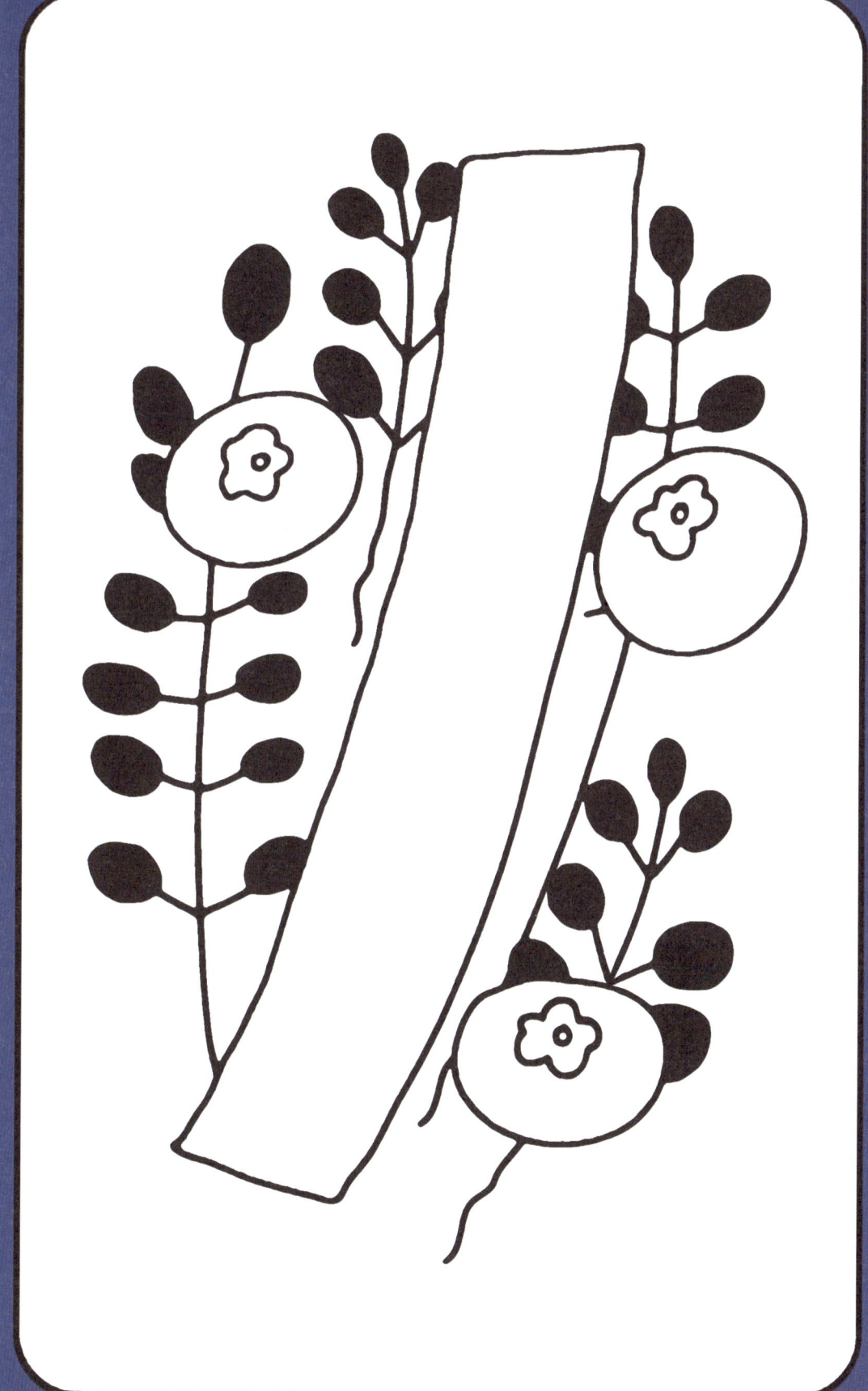

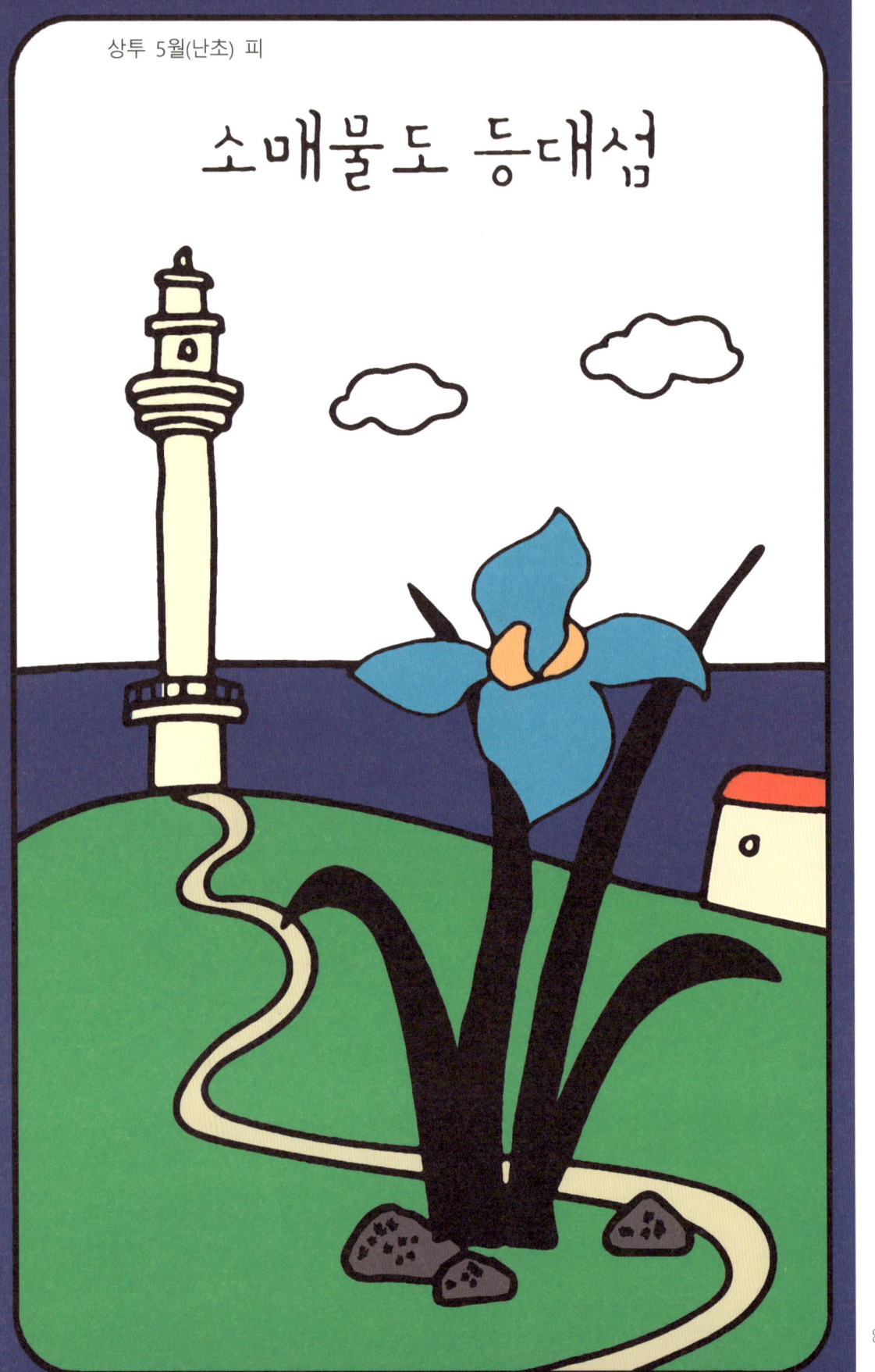

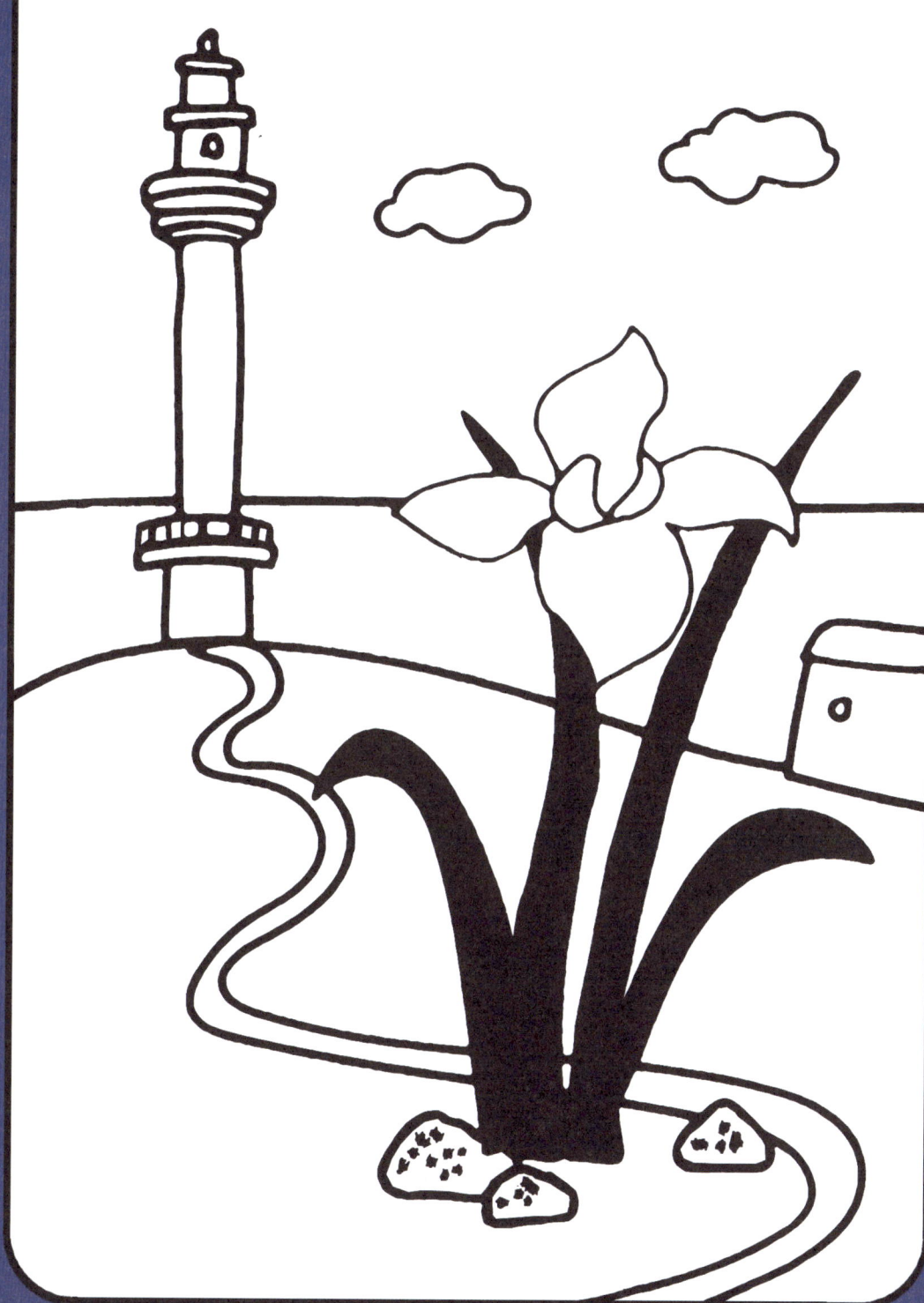

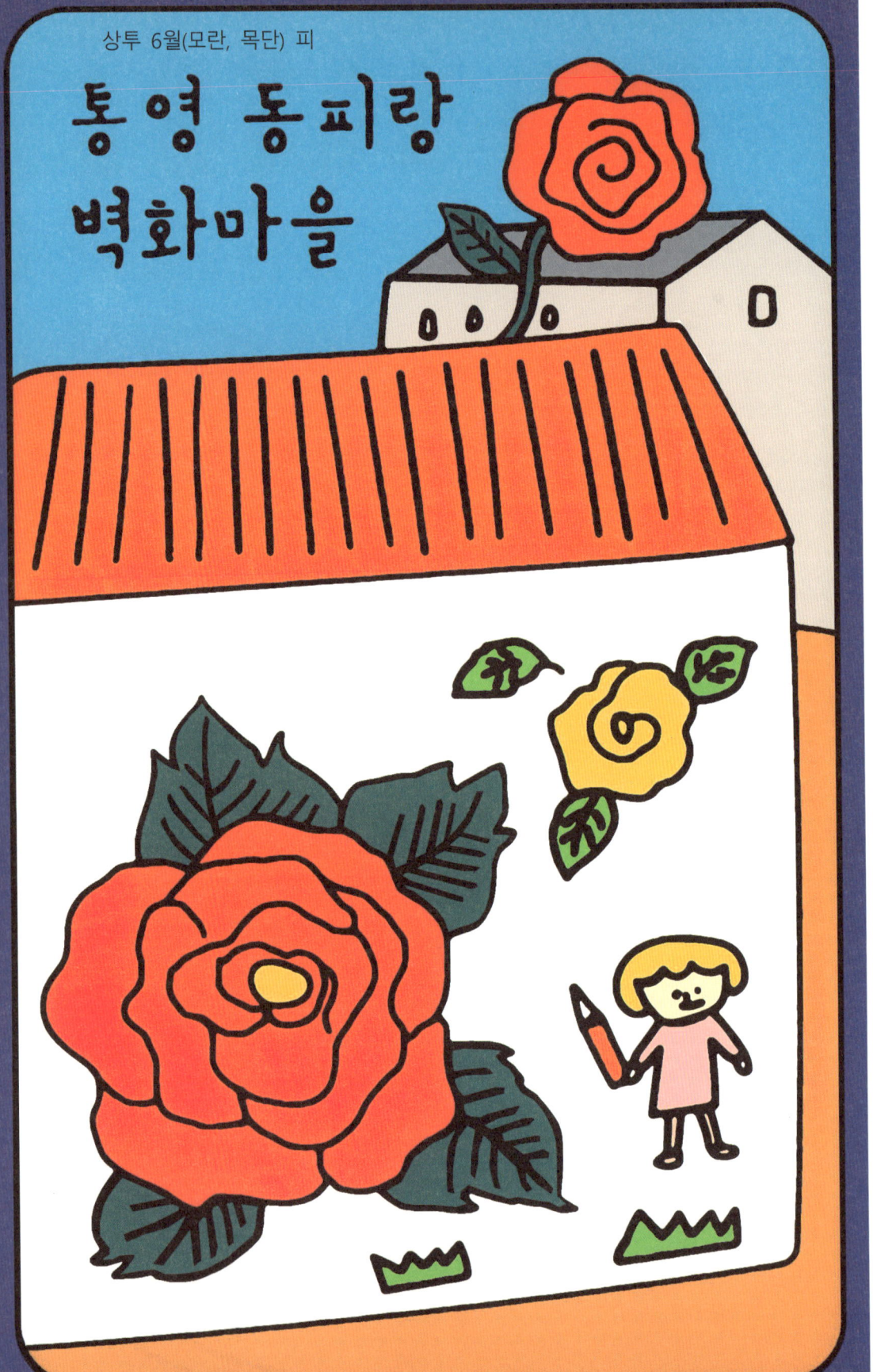

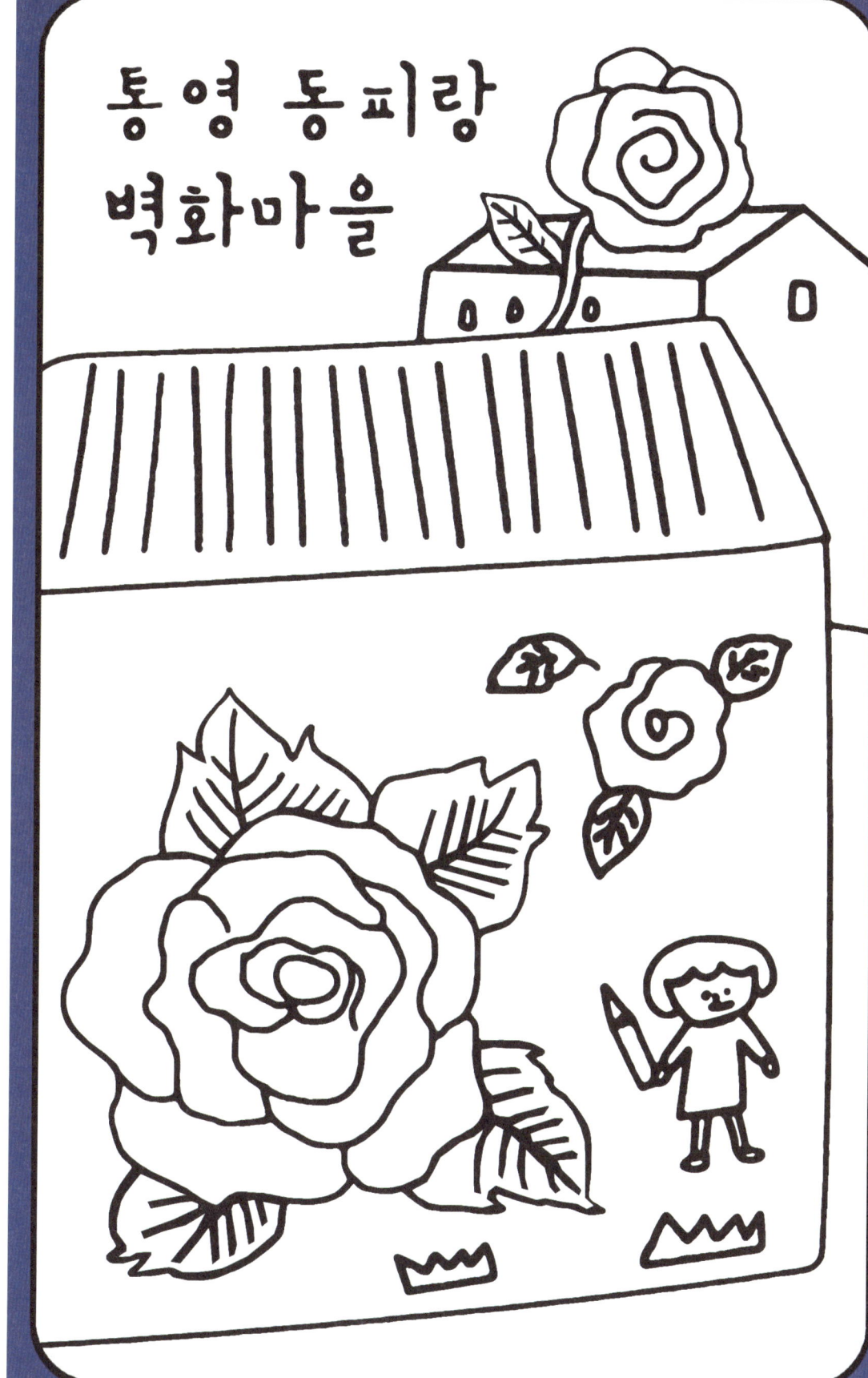

상투 8월(억새, 공산) 광

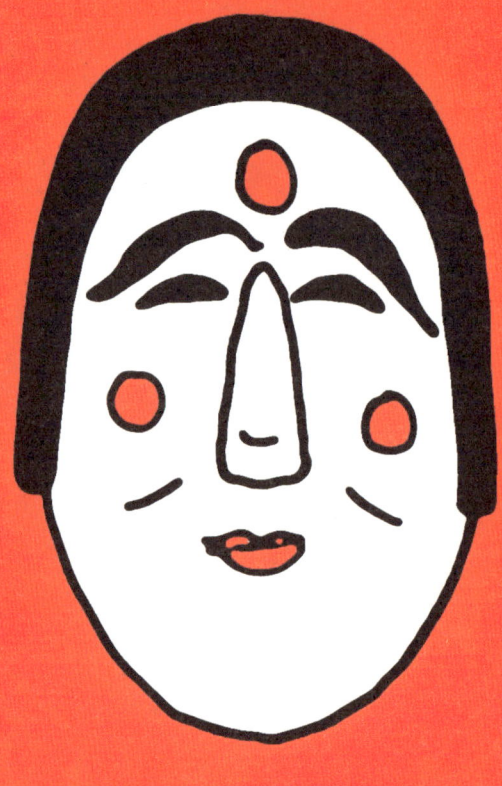

광 안동 하회마을

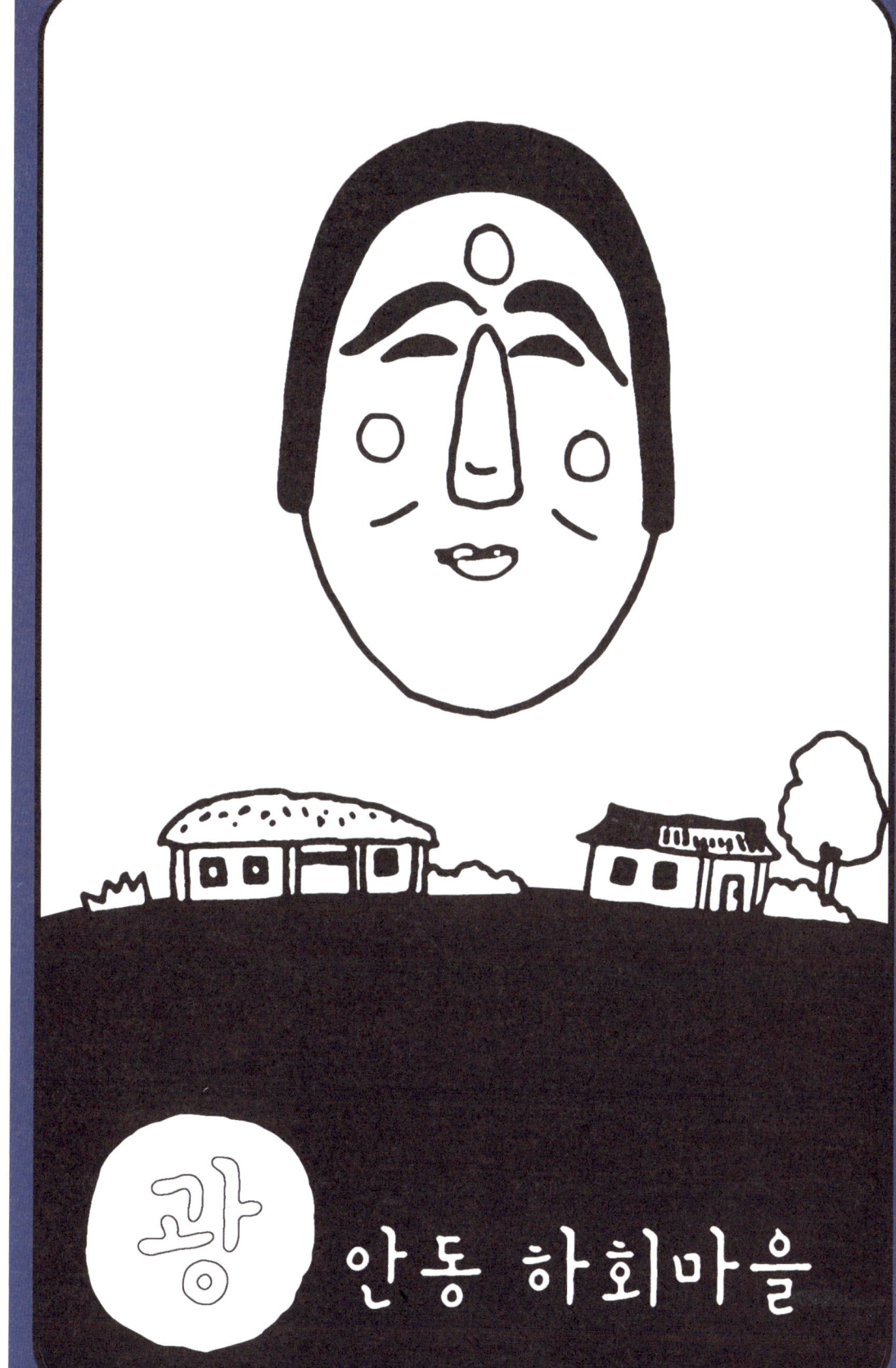

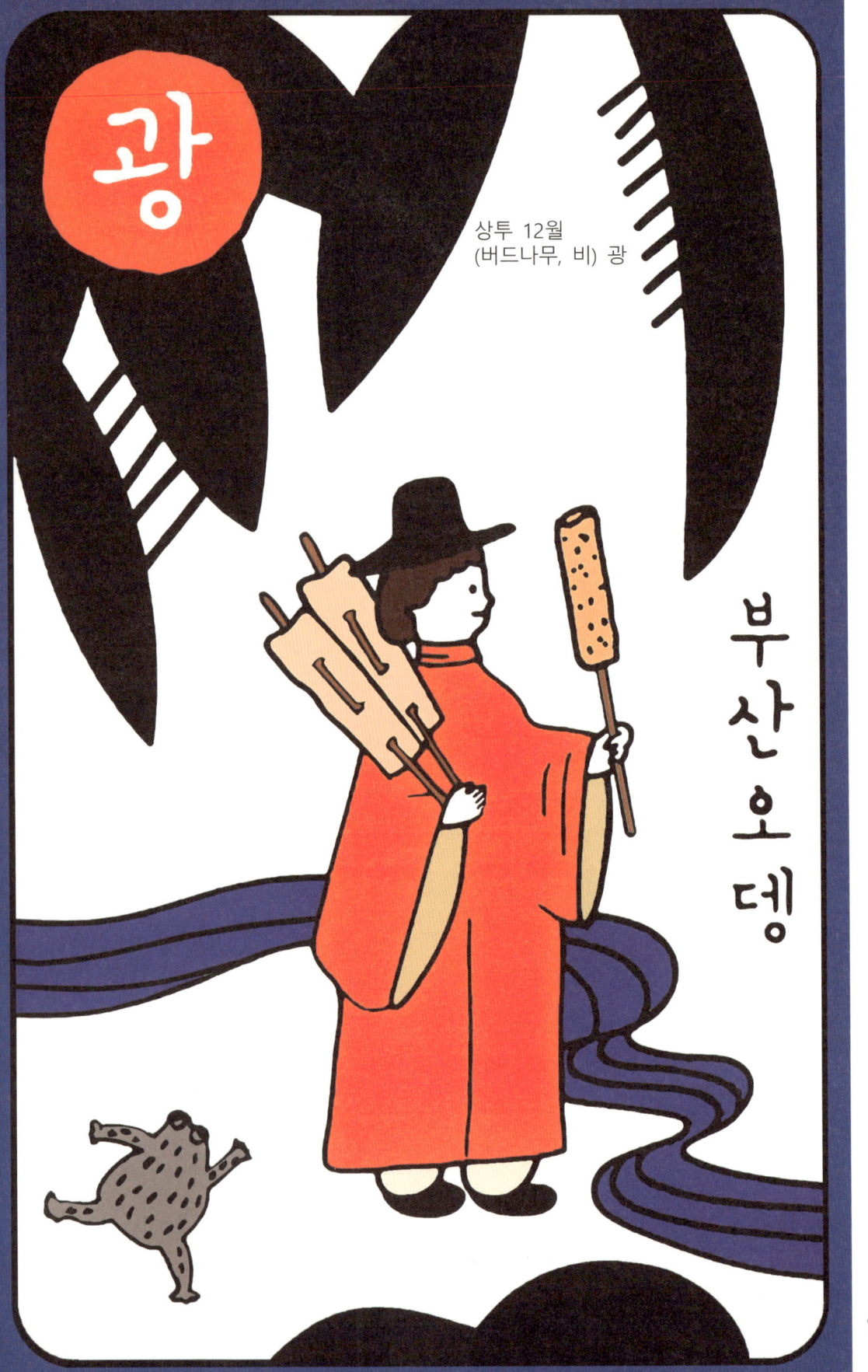

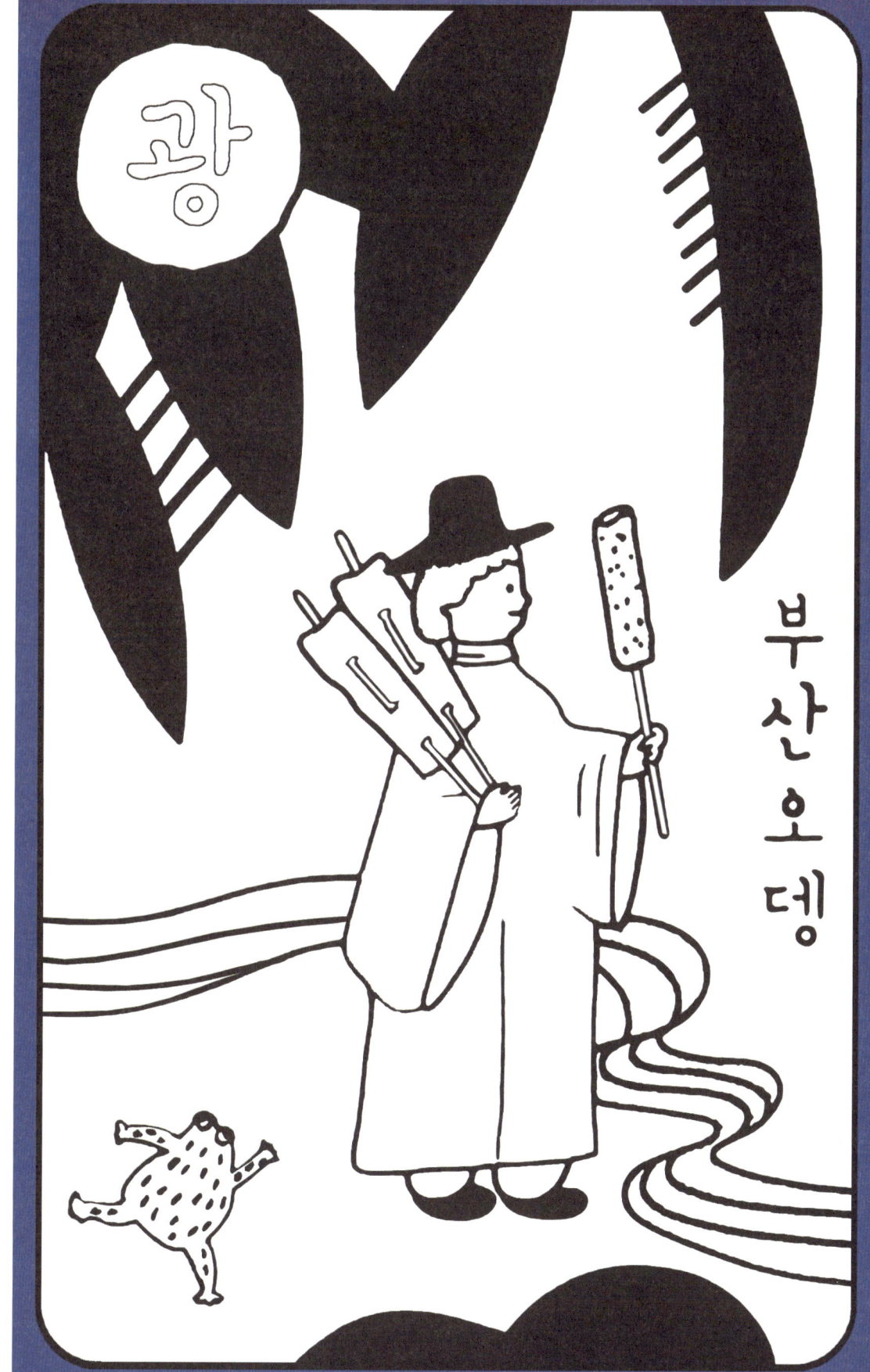

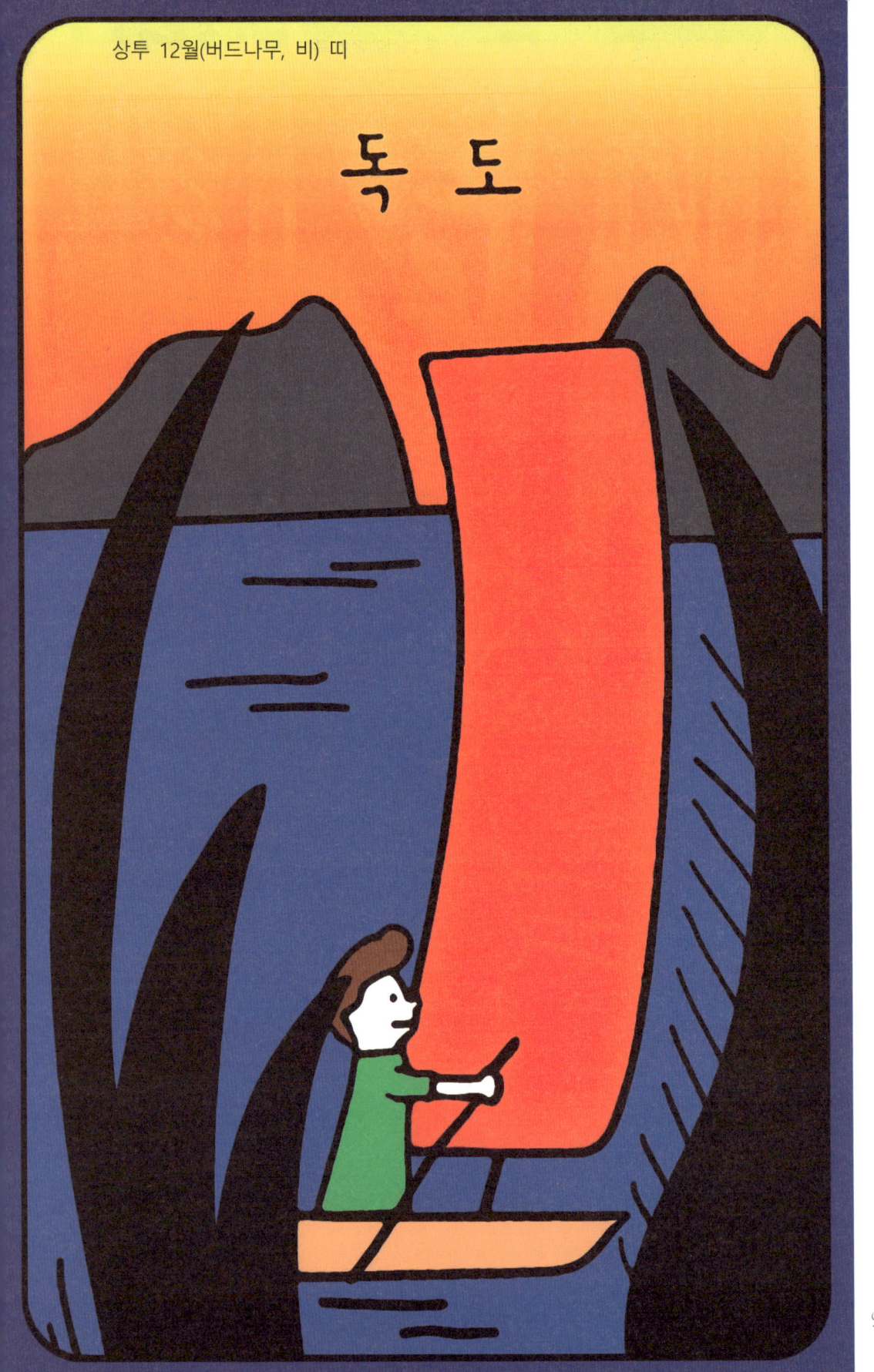

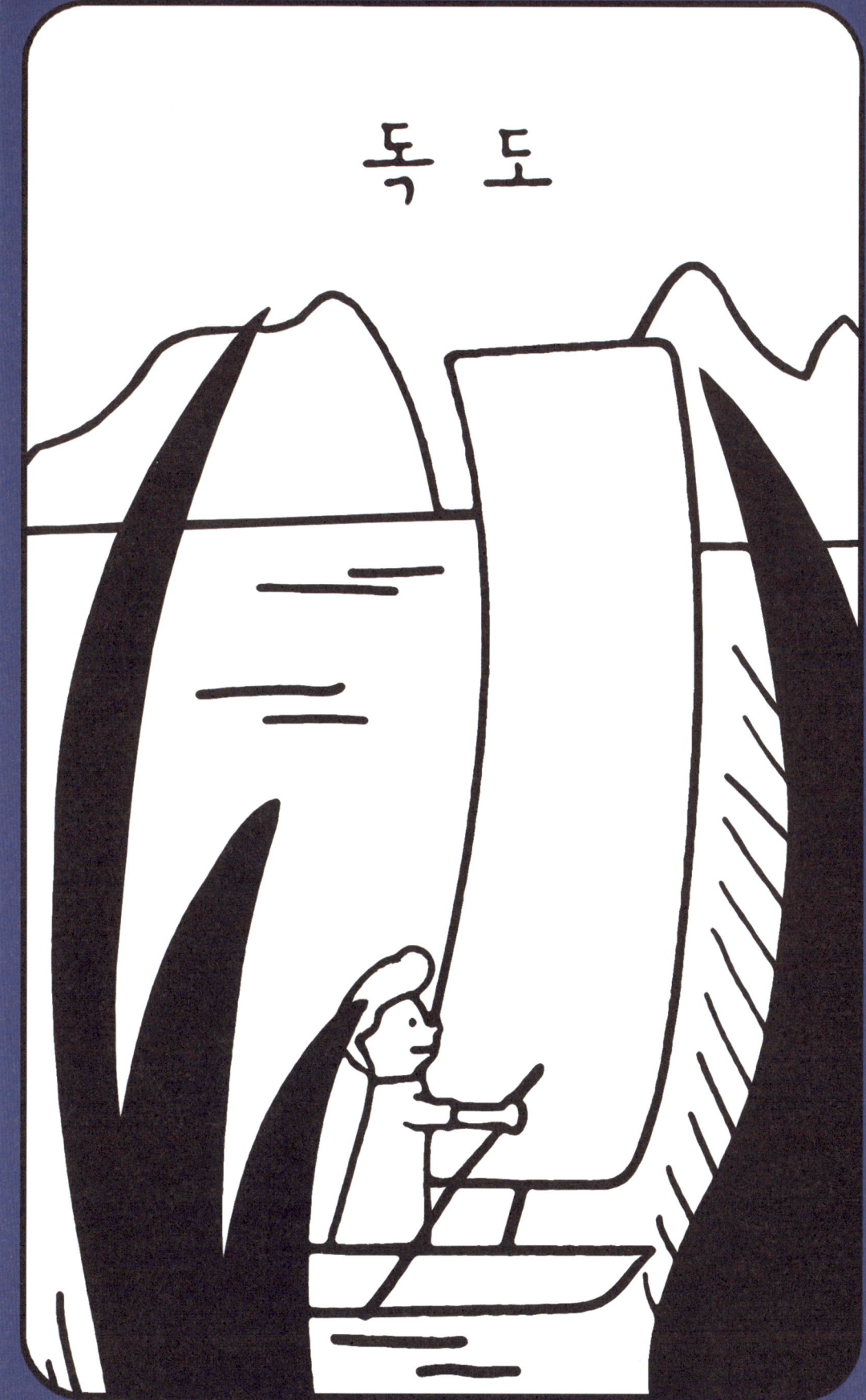

제투(제주도 화투) 2월(매화, 매조) 열 끗

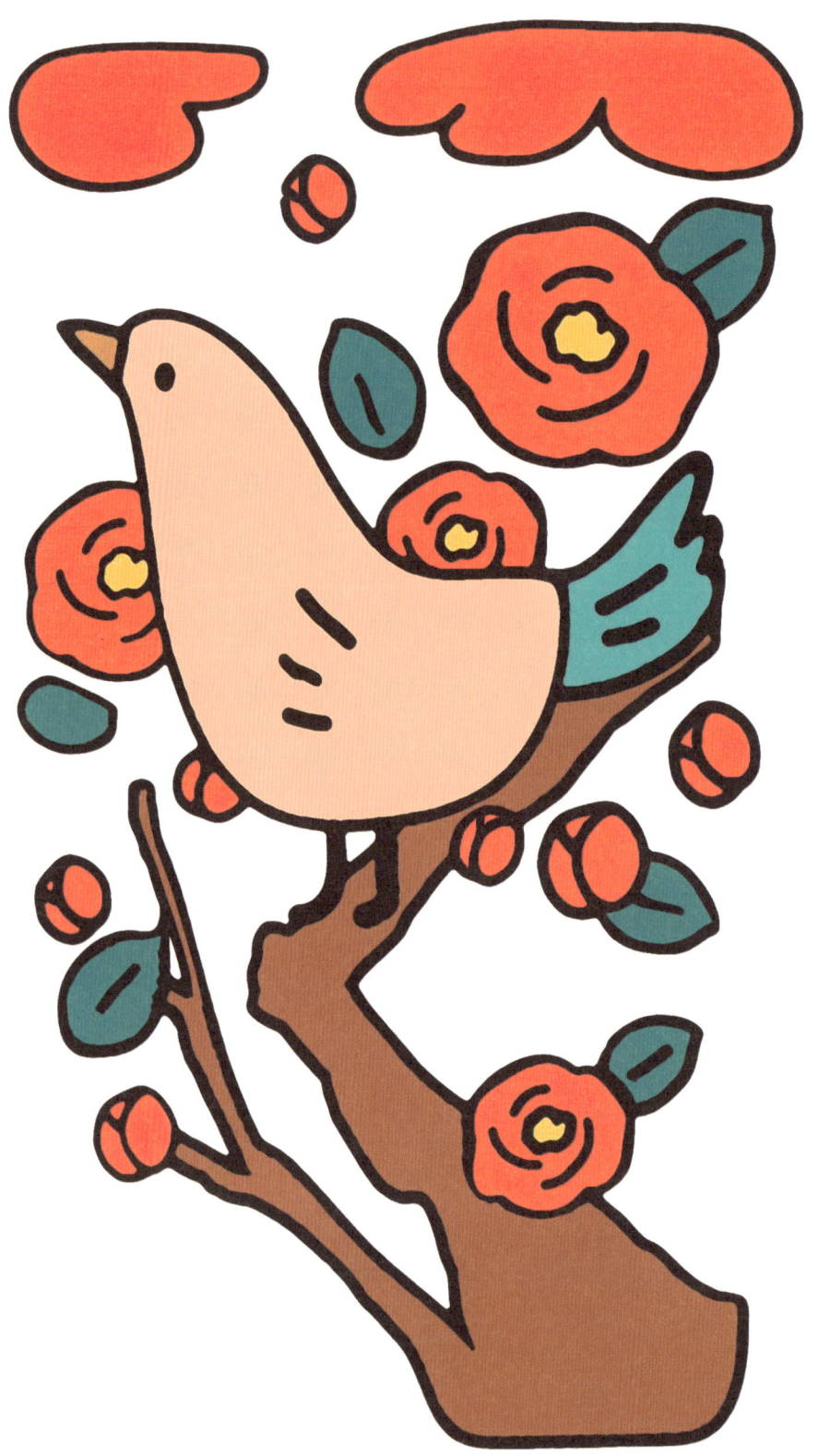

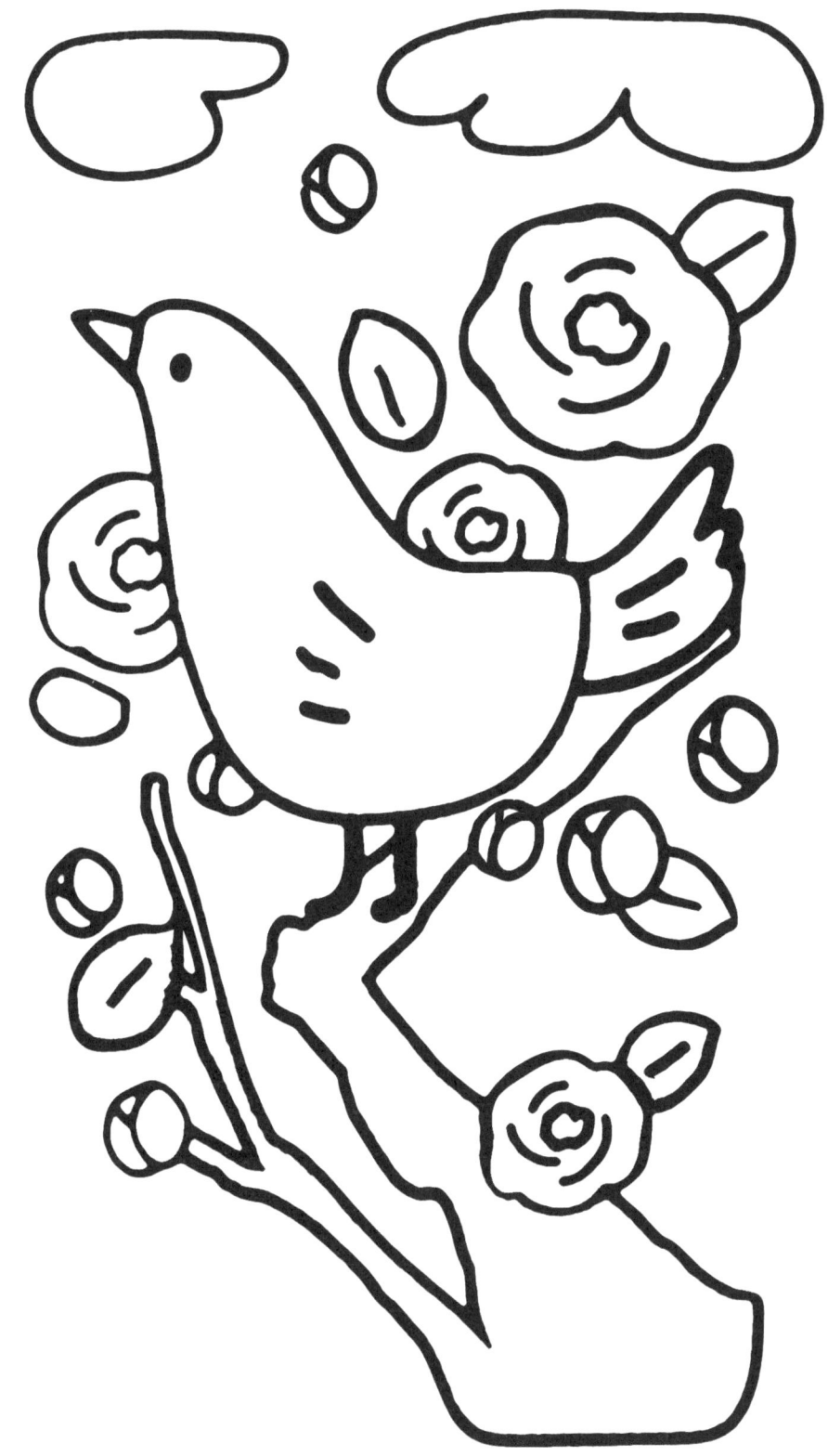

제투 5월(난초) 띠(초단)

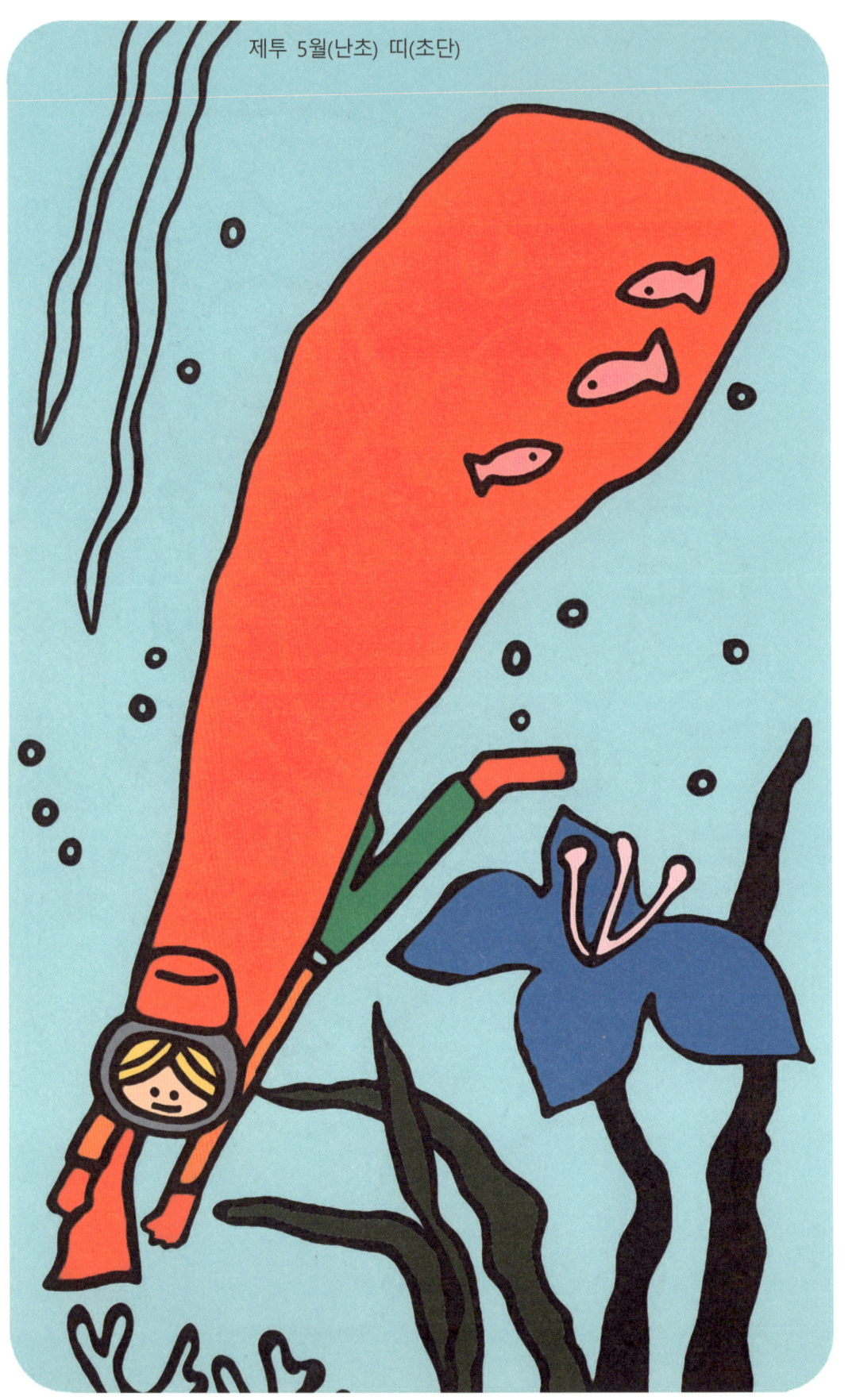

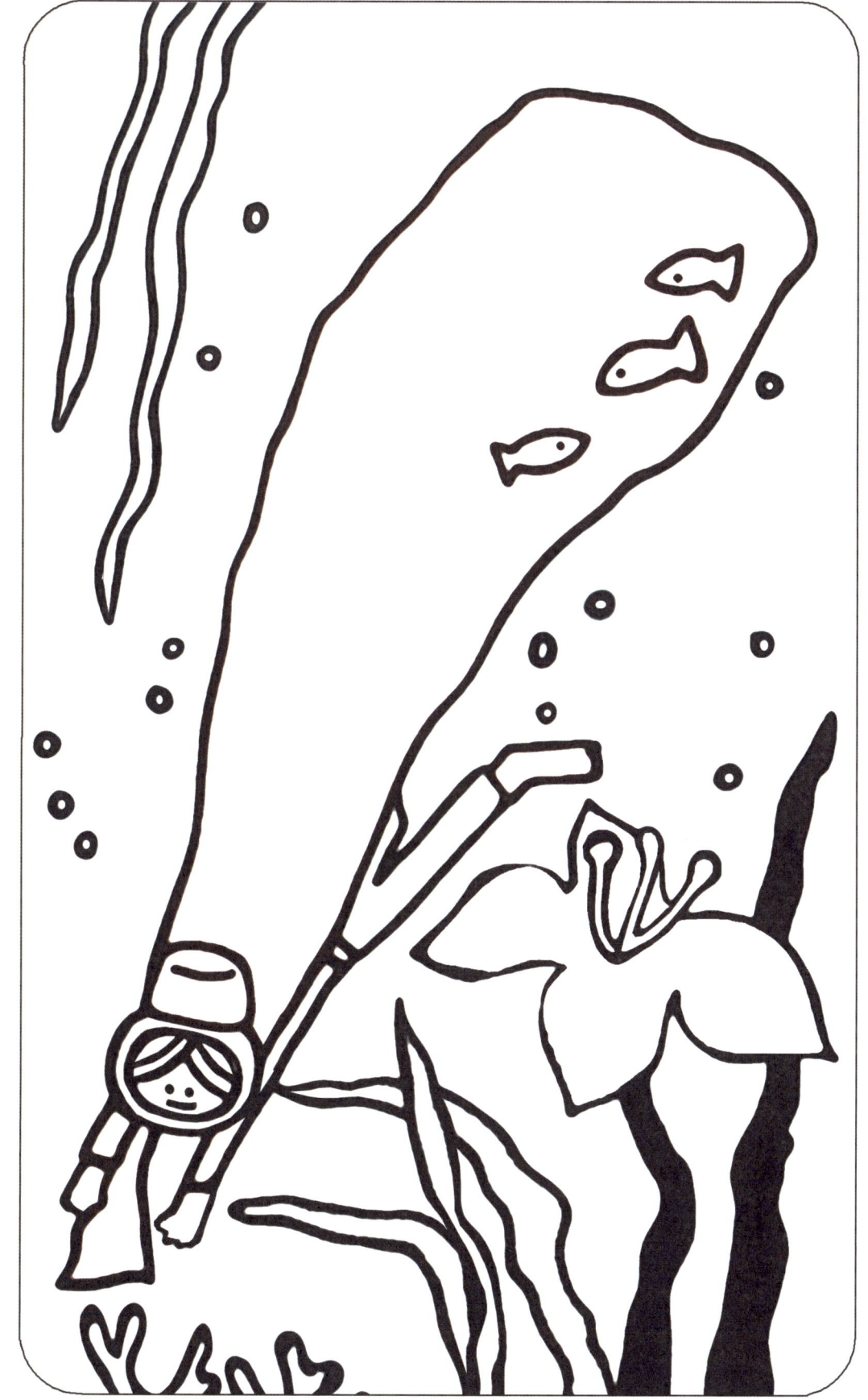

제투 5월(난초) 피

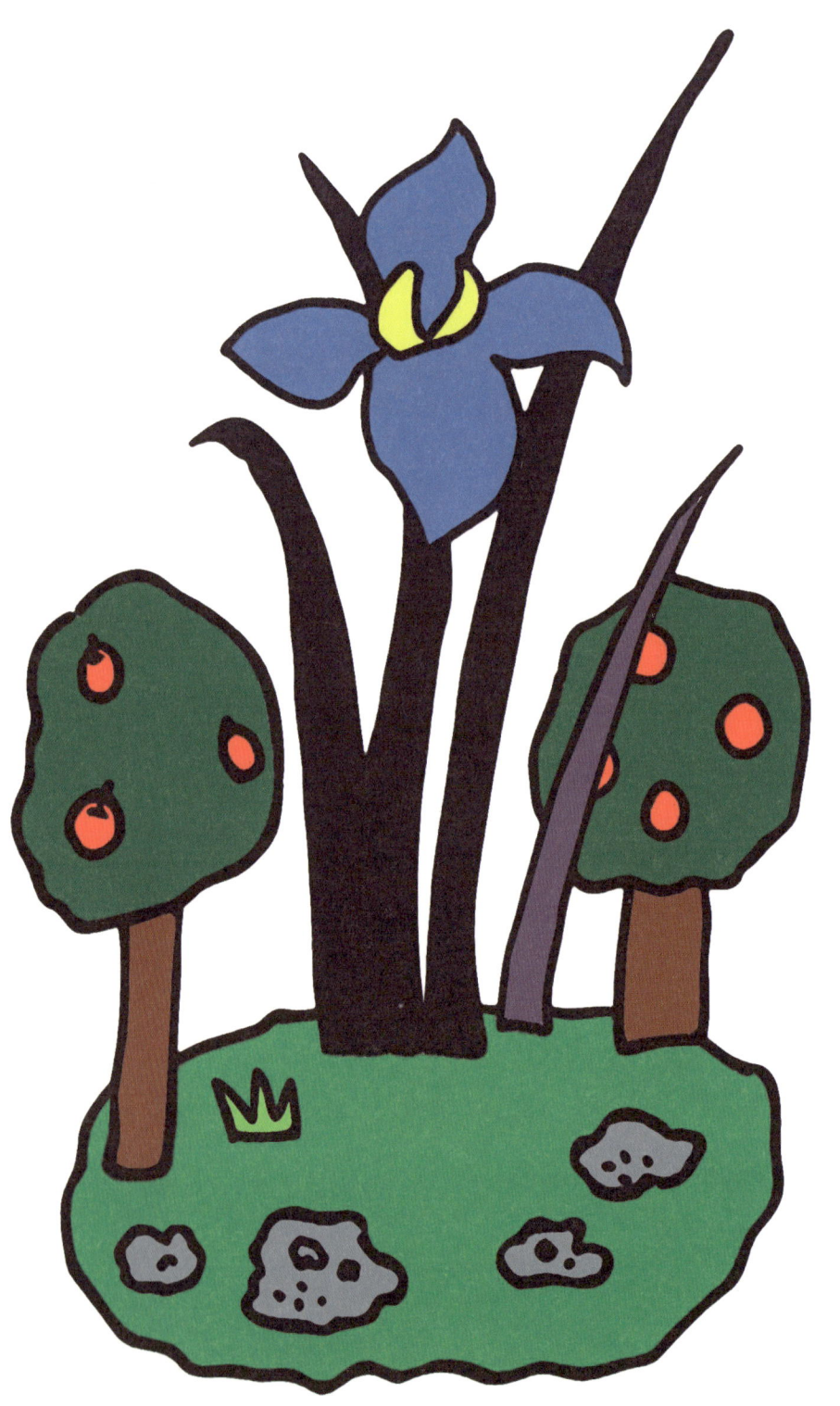

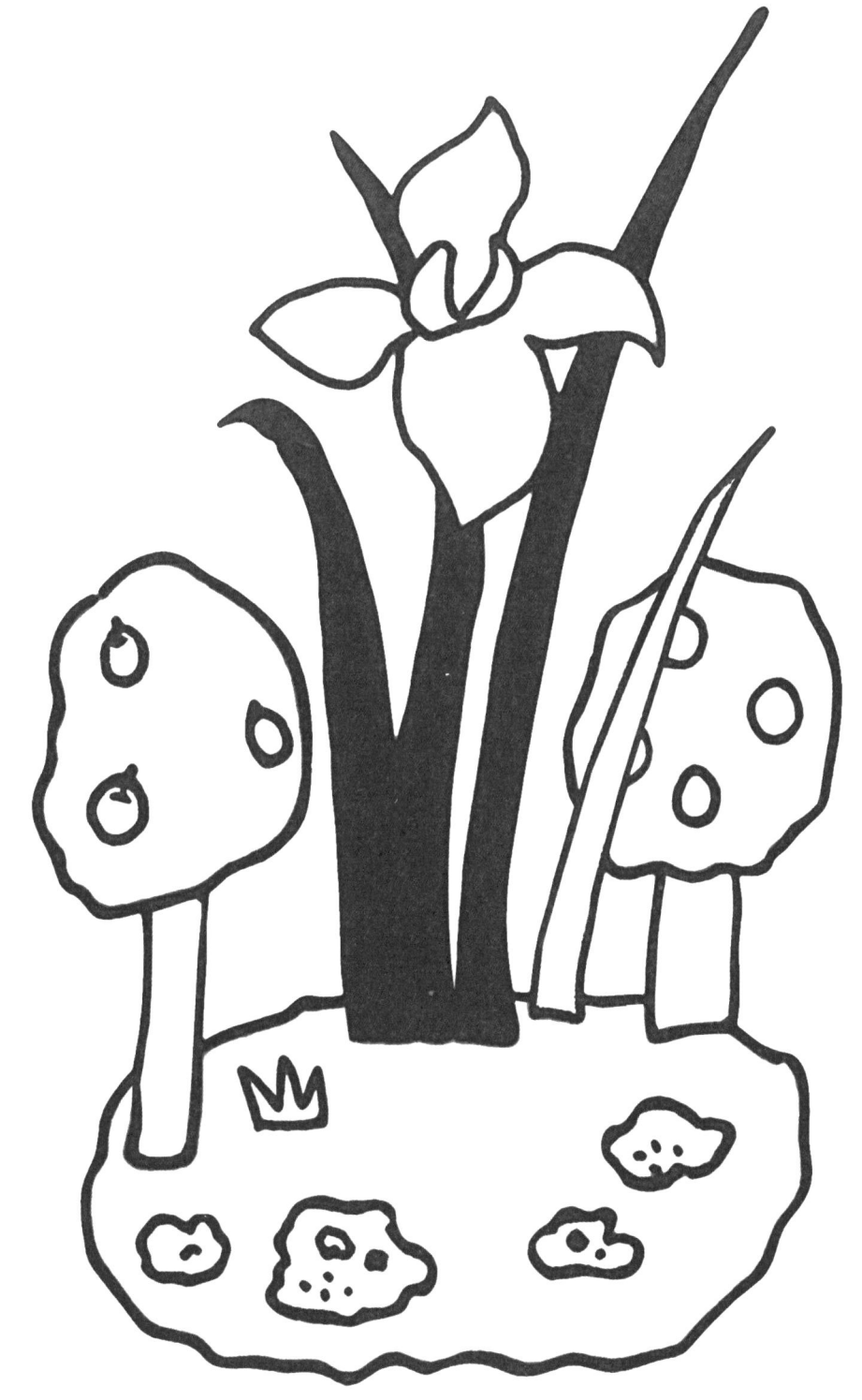

제투 10월(단풍, 풍) 띠(청단)

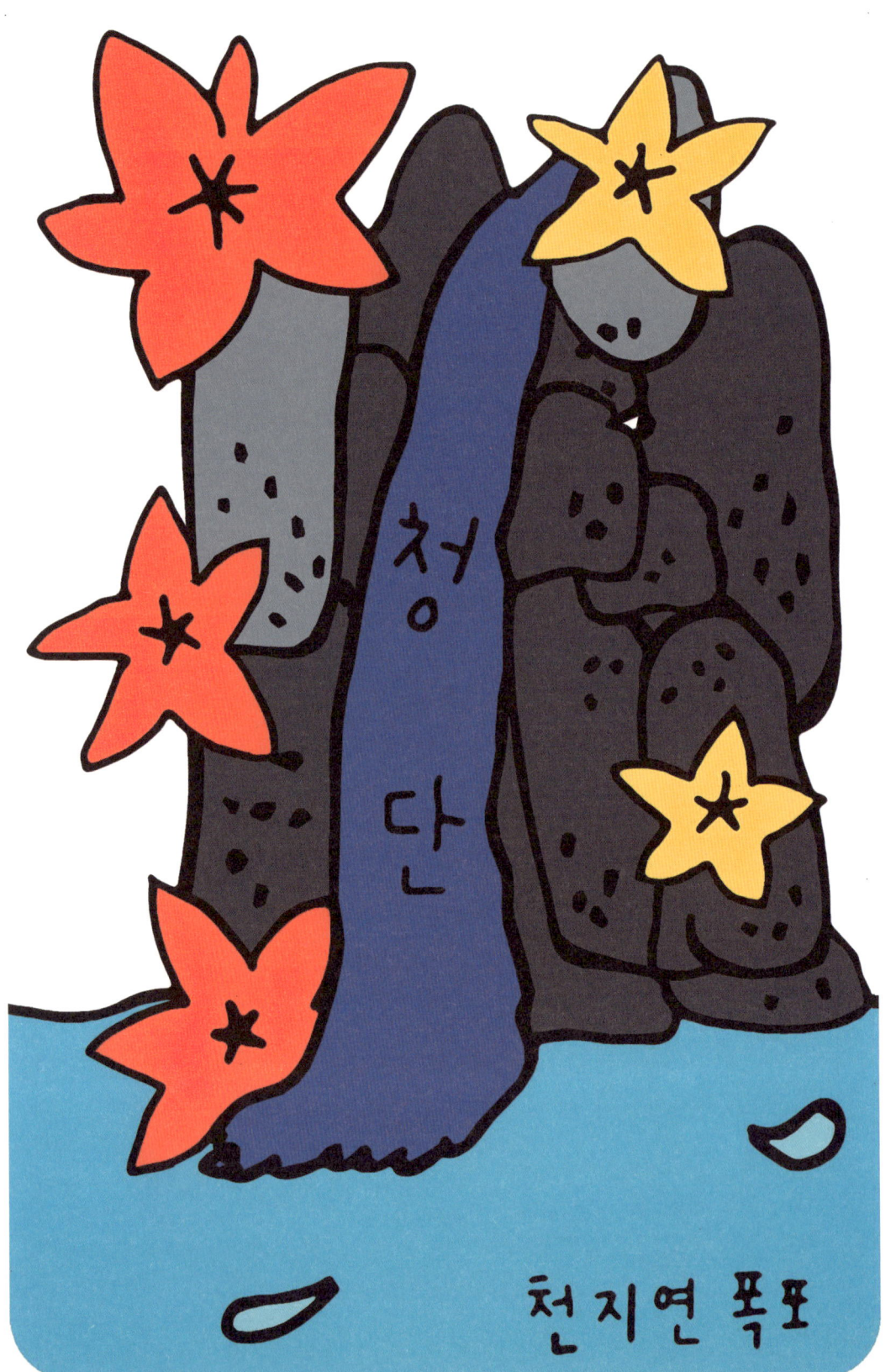

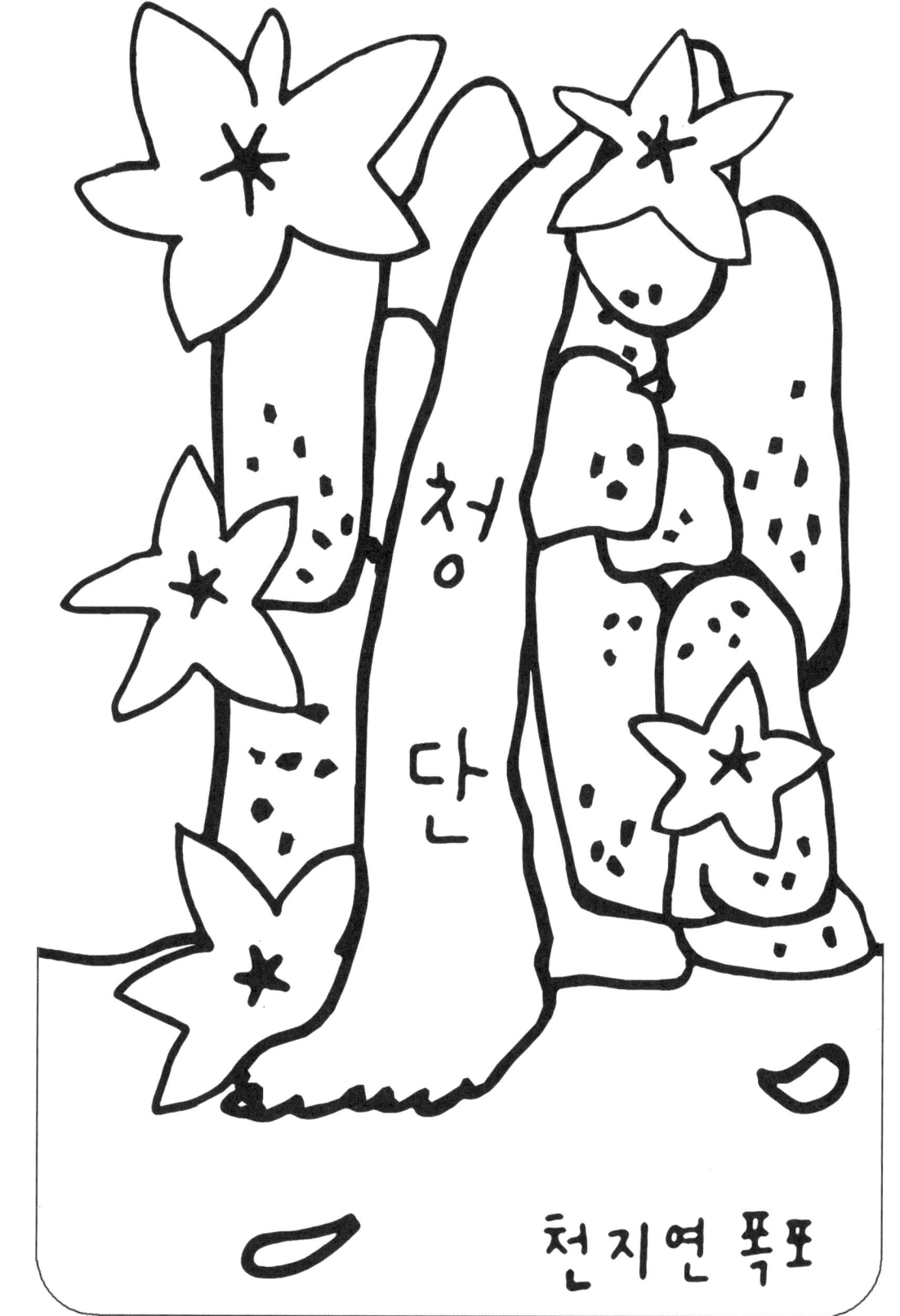

제투 11월(오동, 똥) 쌍피

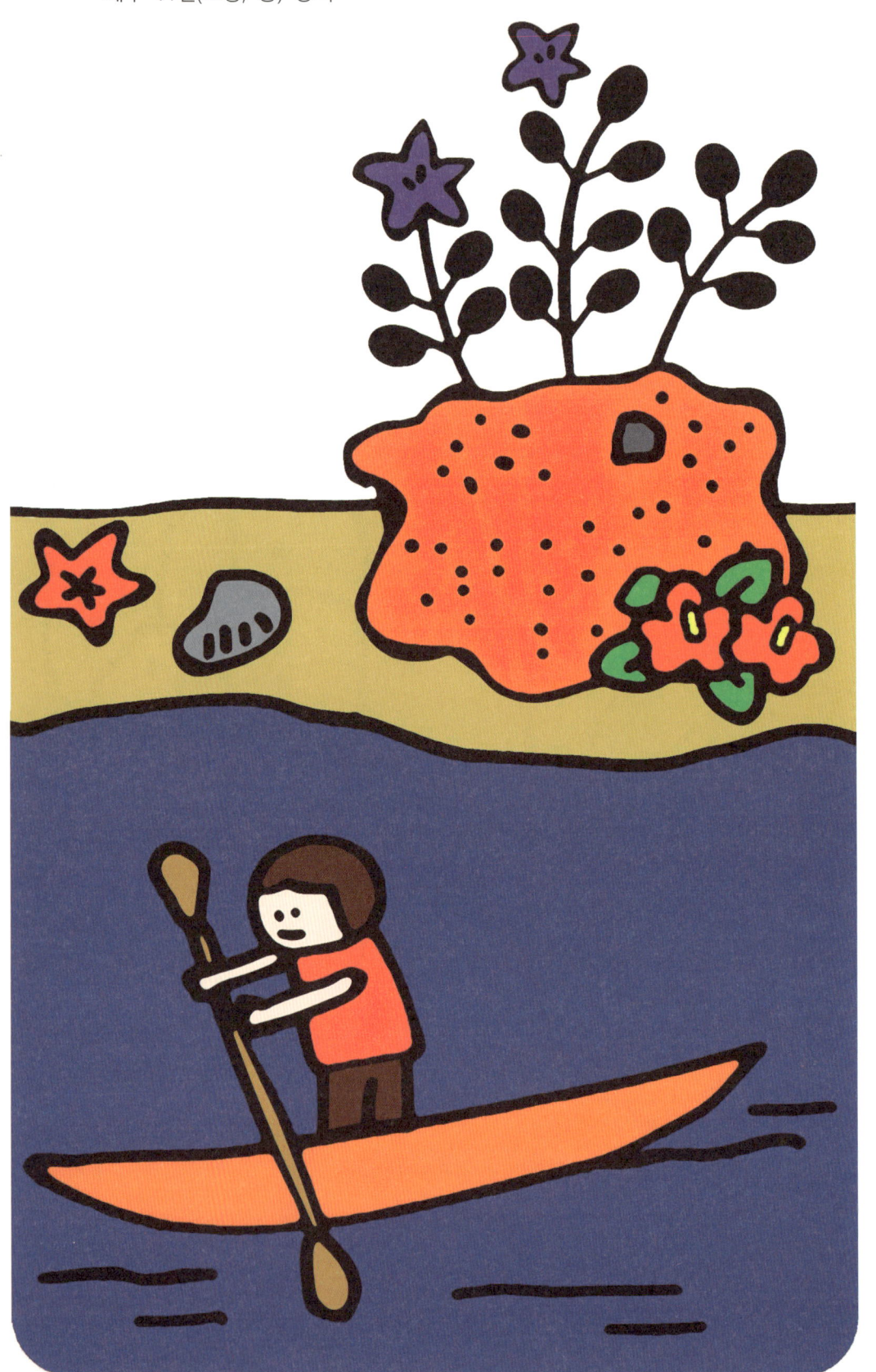

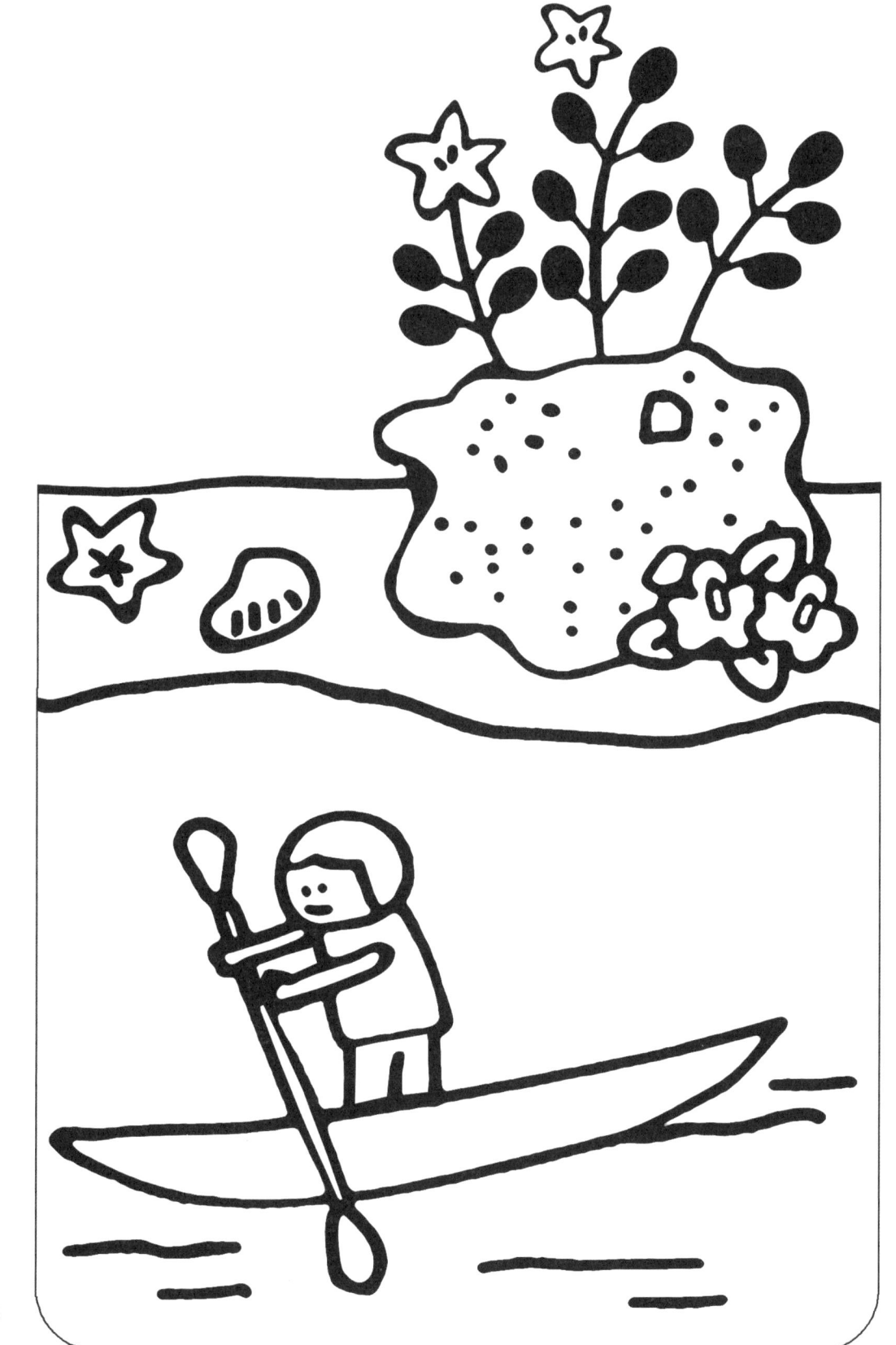

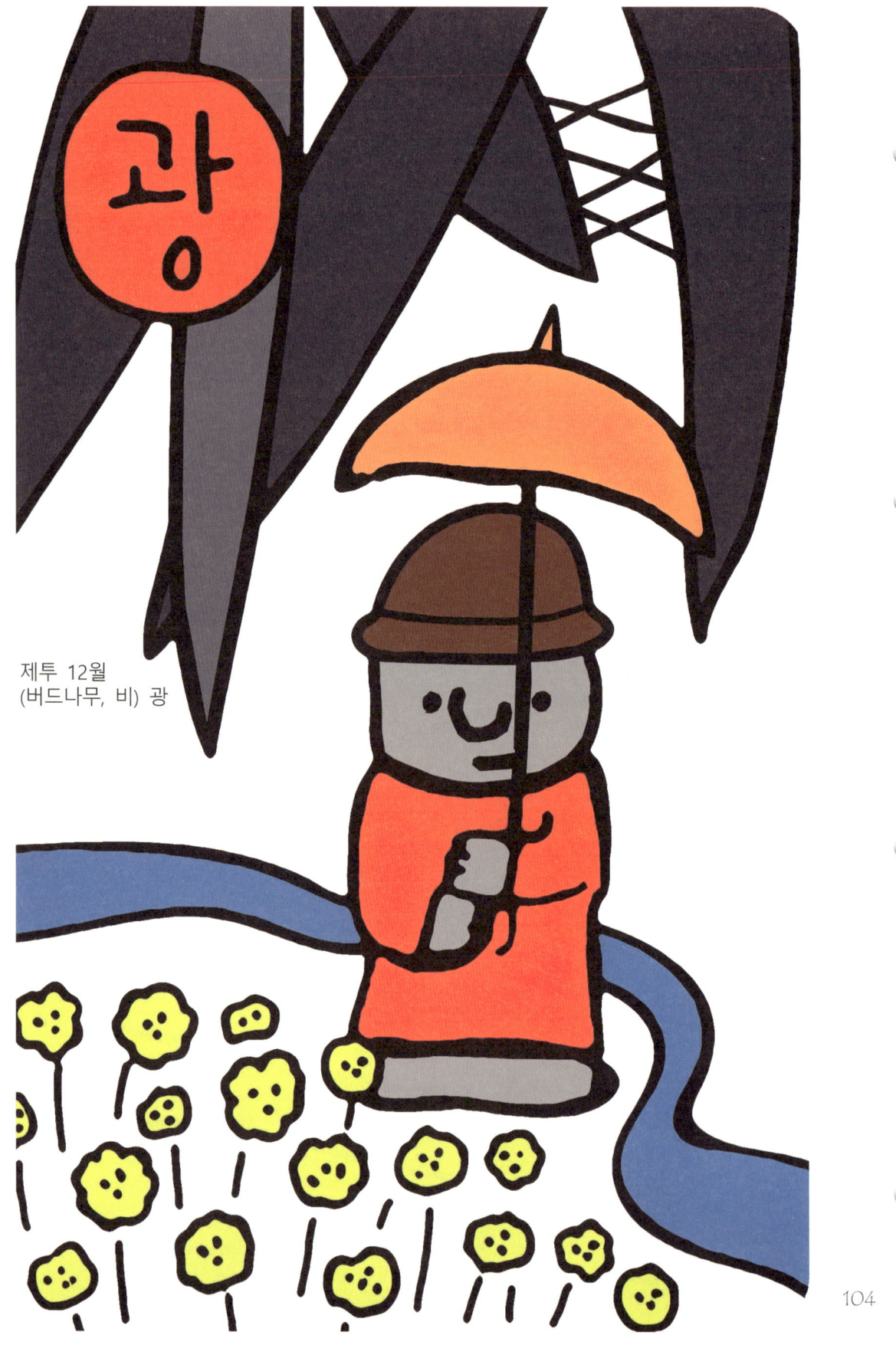

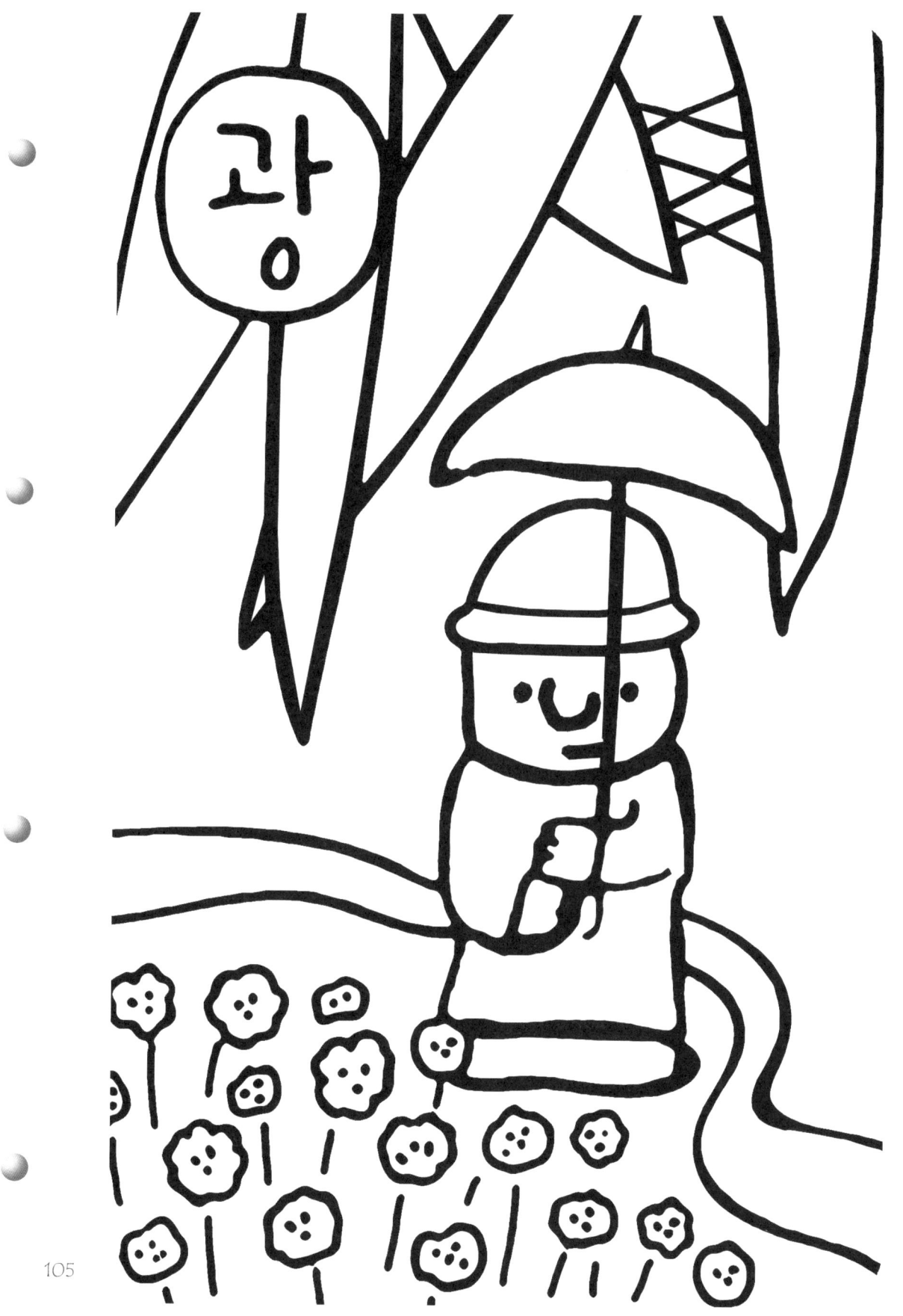

제 투 12월(버드나무, 비) 쌍피

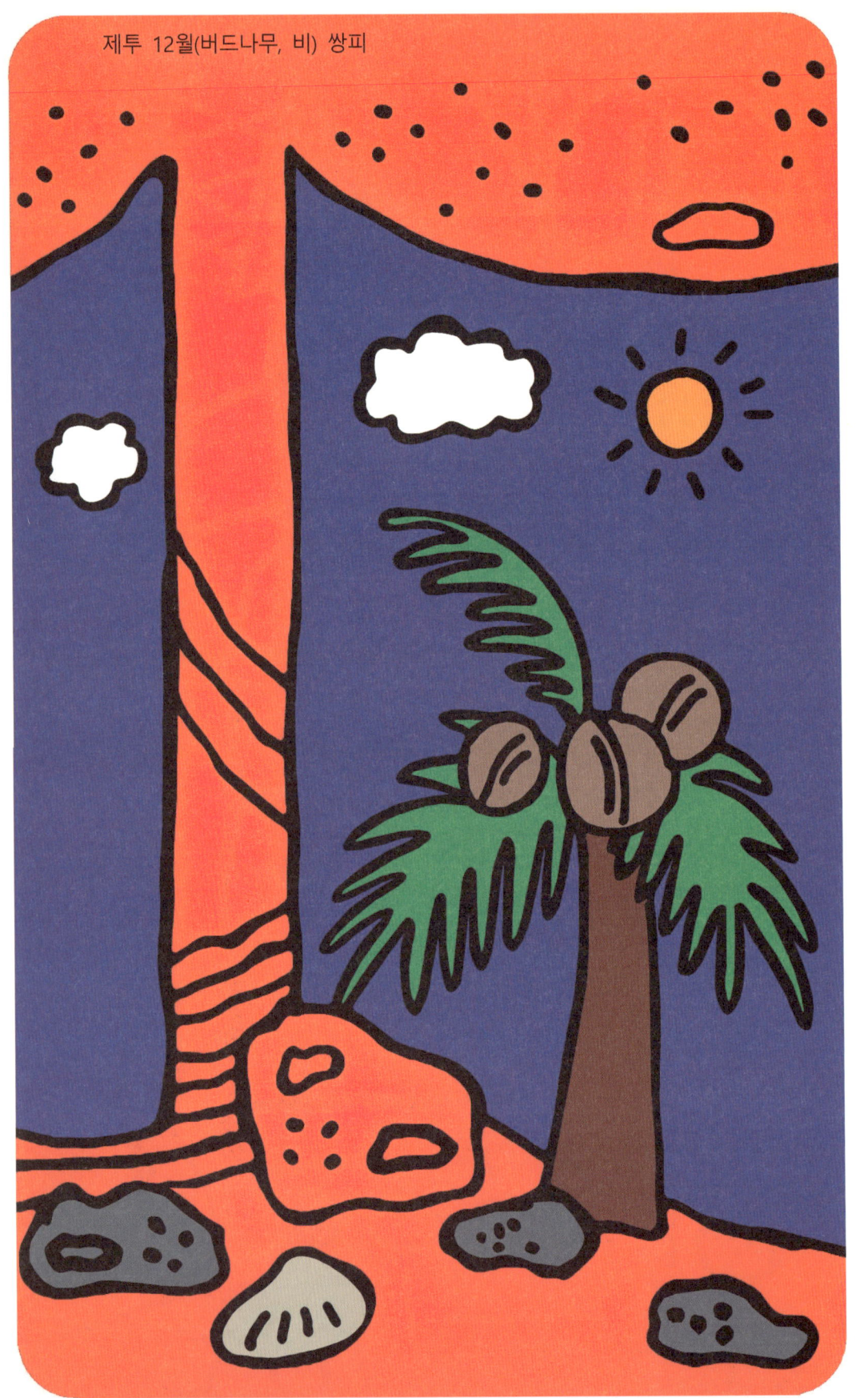

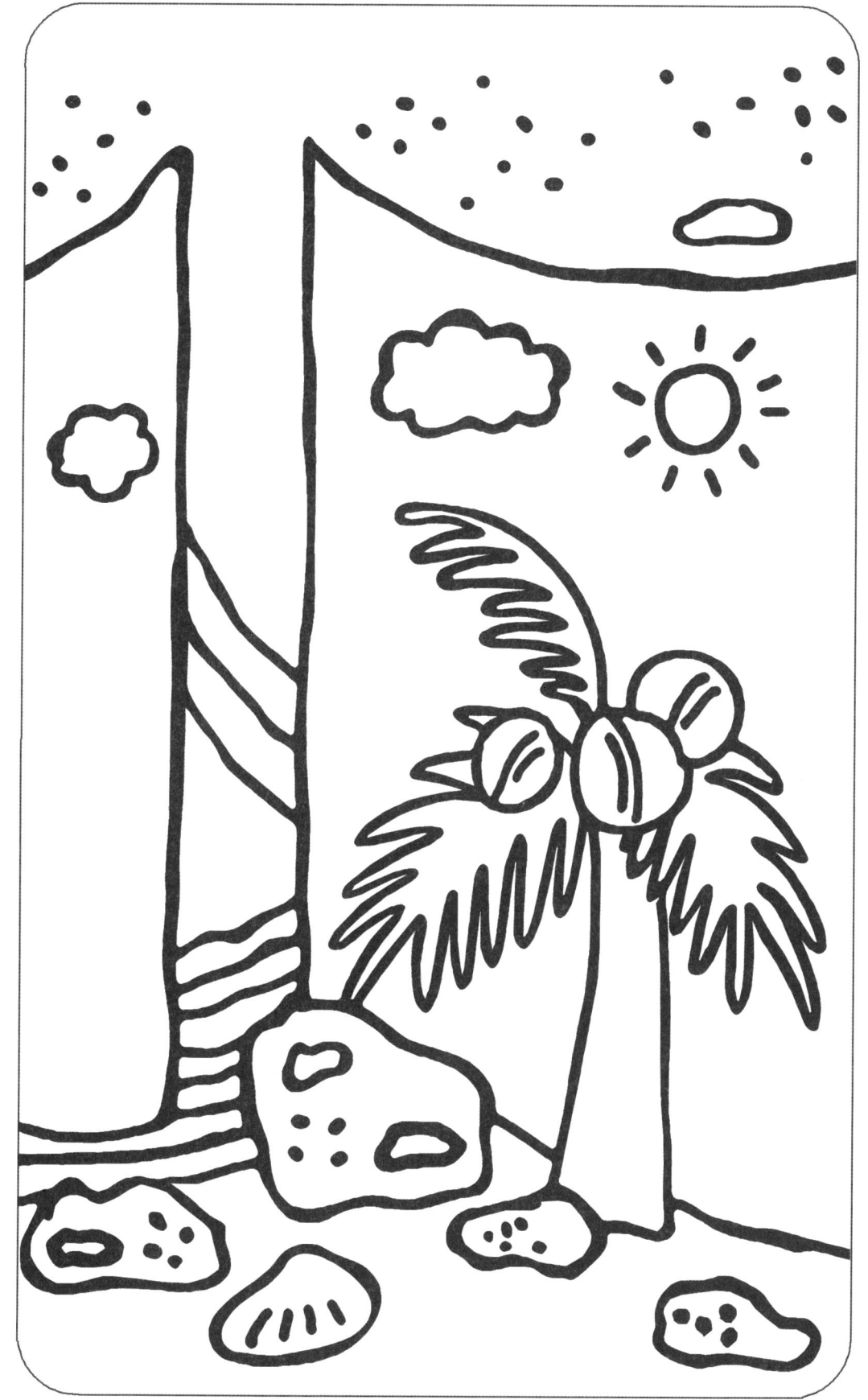

냥투(야옹이 화투) 11월(오동, 똥) 광

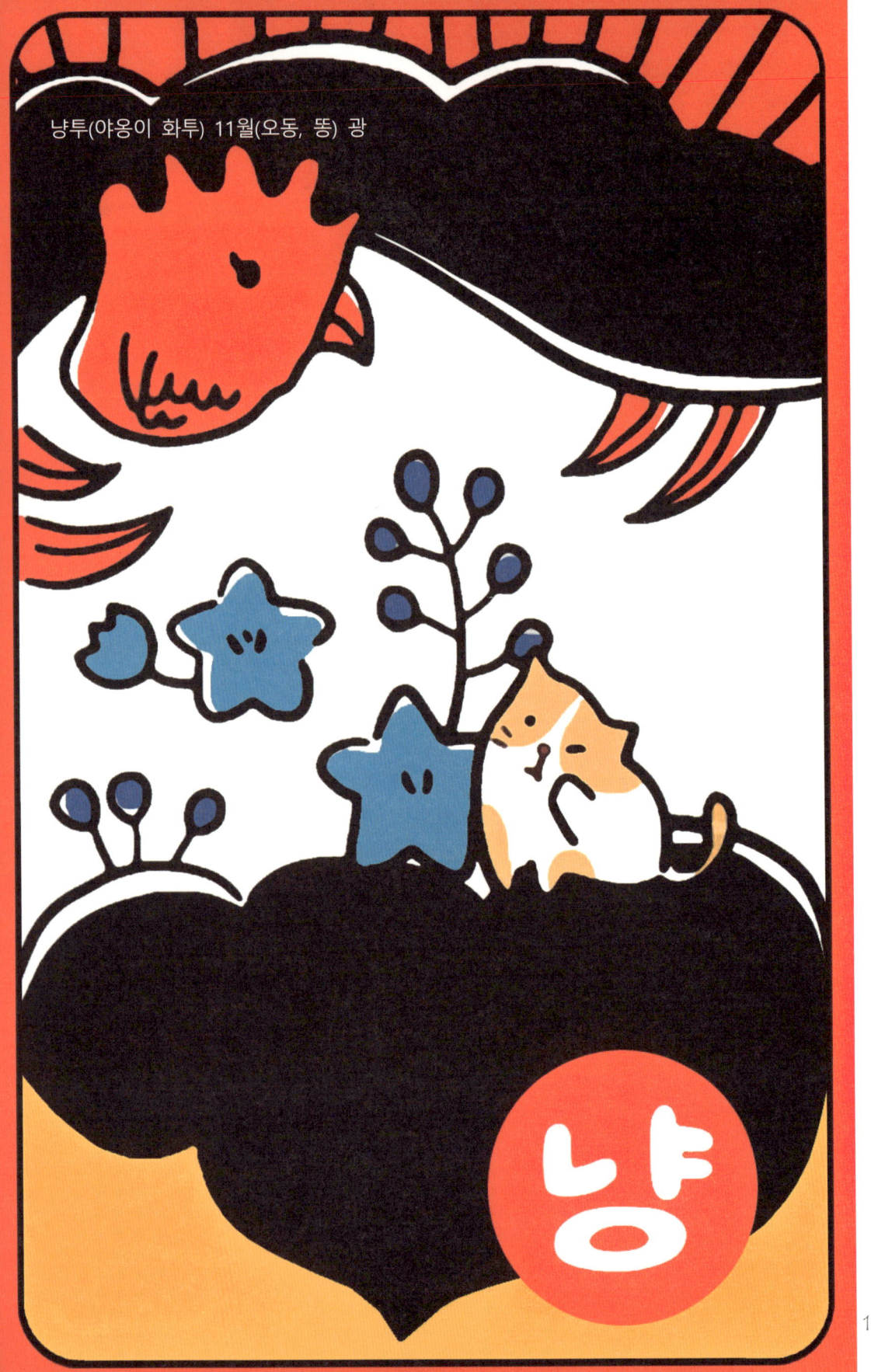

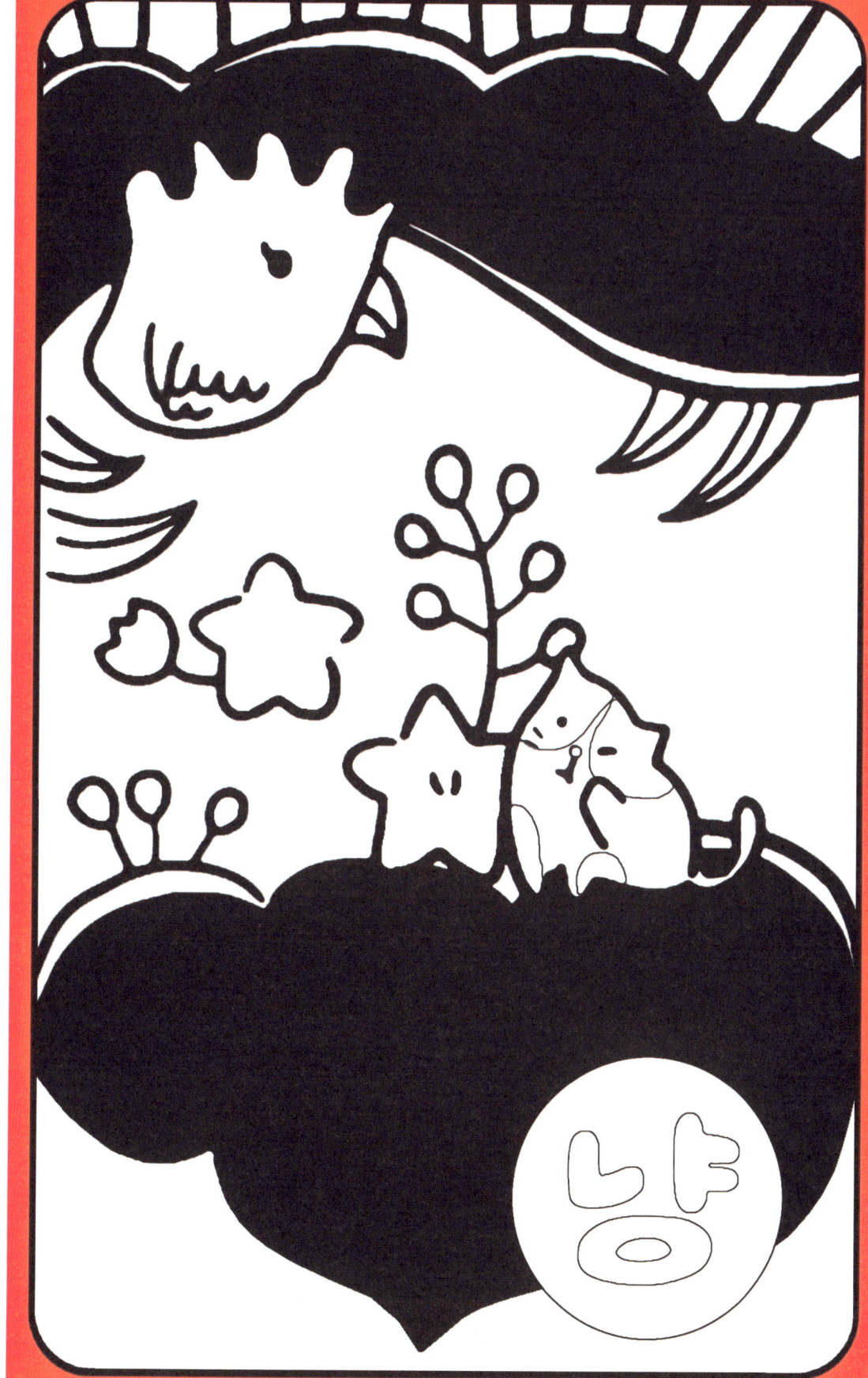

멍투(멍멍이 화투) 8월(억새, 공산) 광

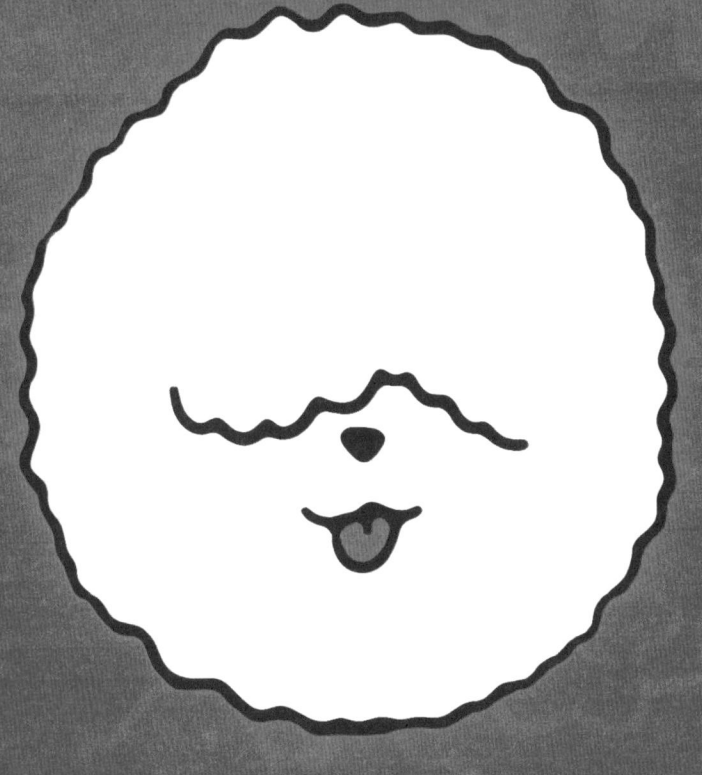
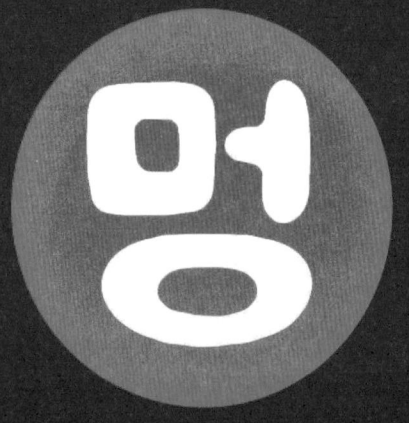

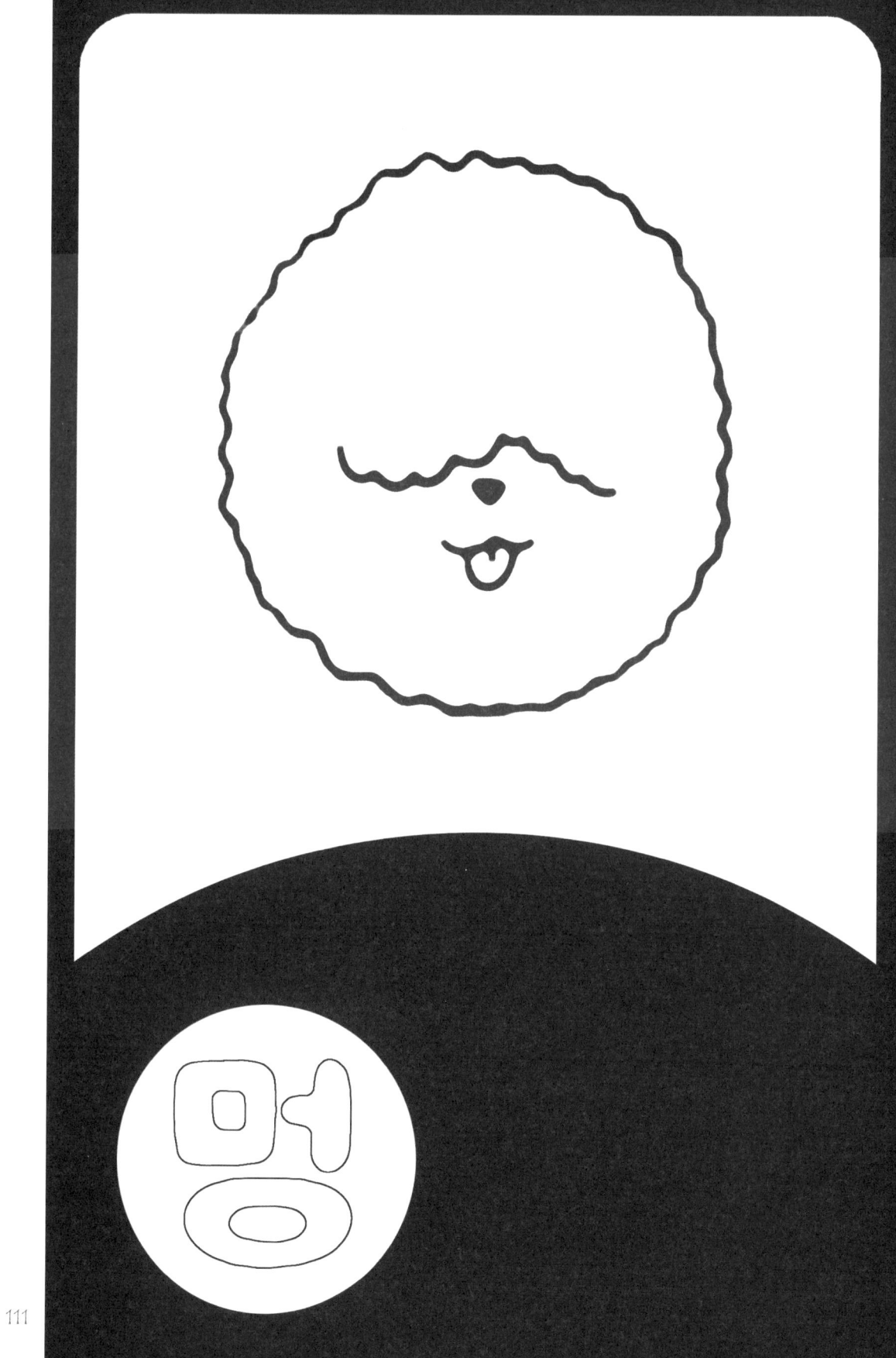

조커(보너스 패)

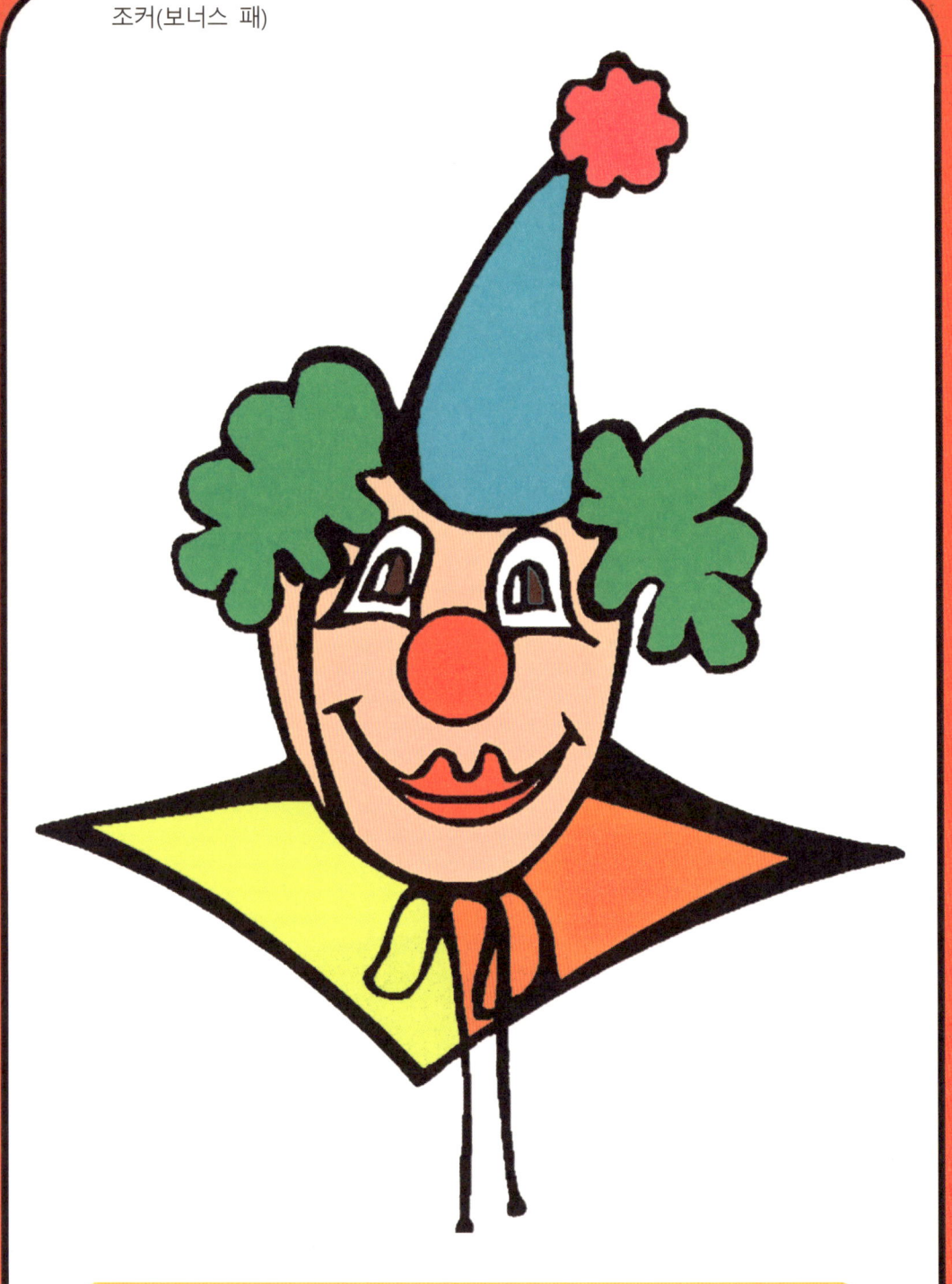

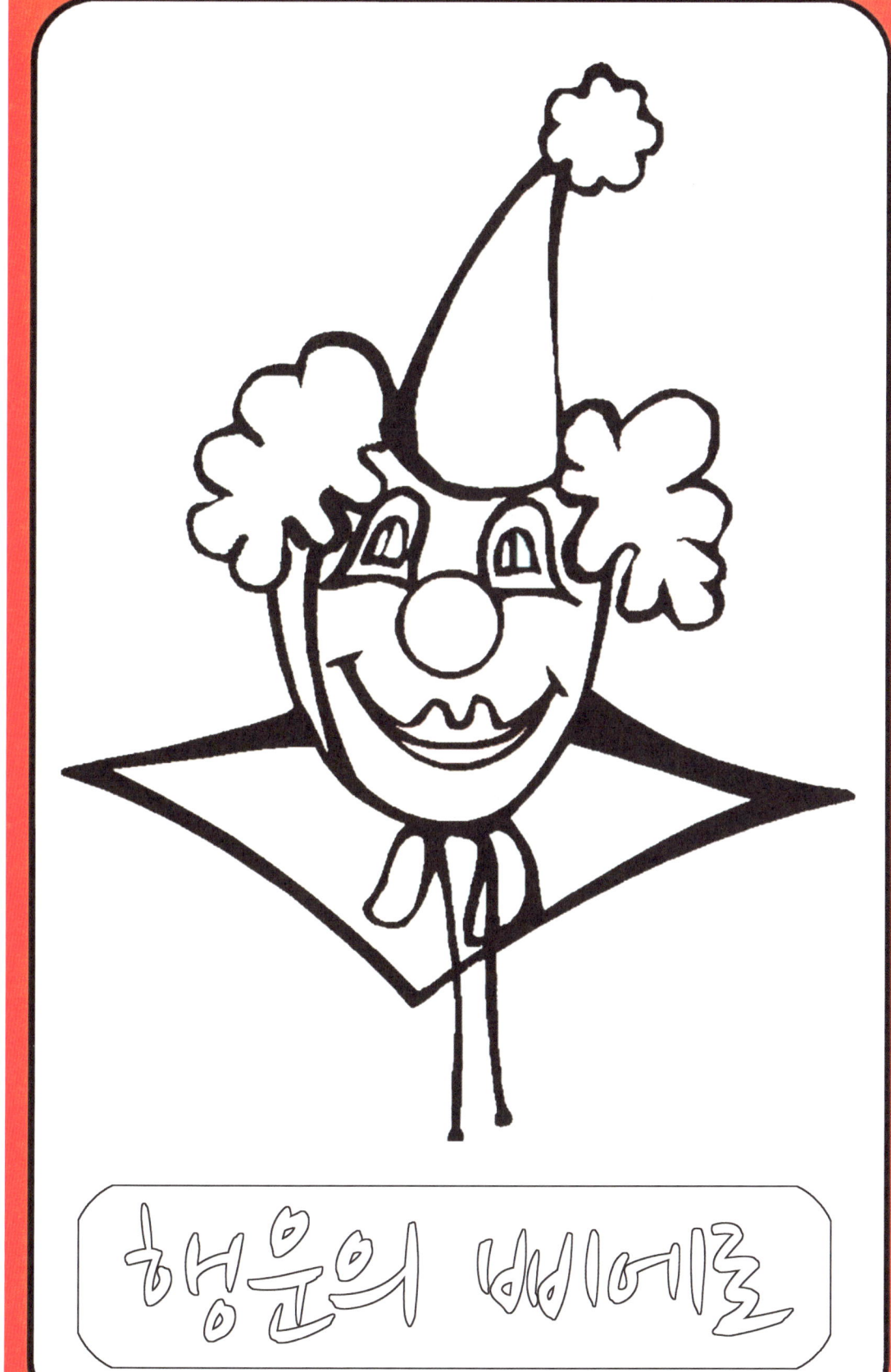

조커(보너스 패)

기쁨 세 배

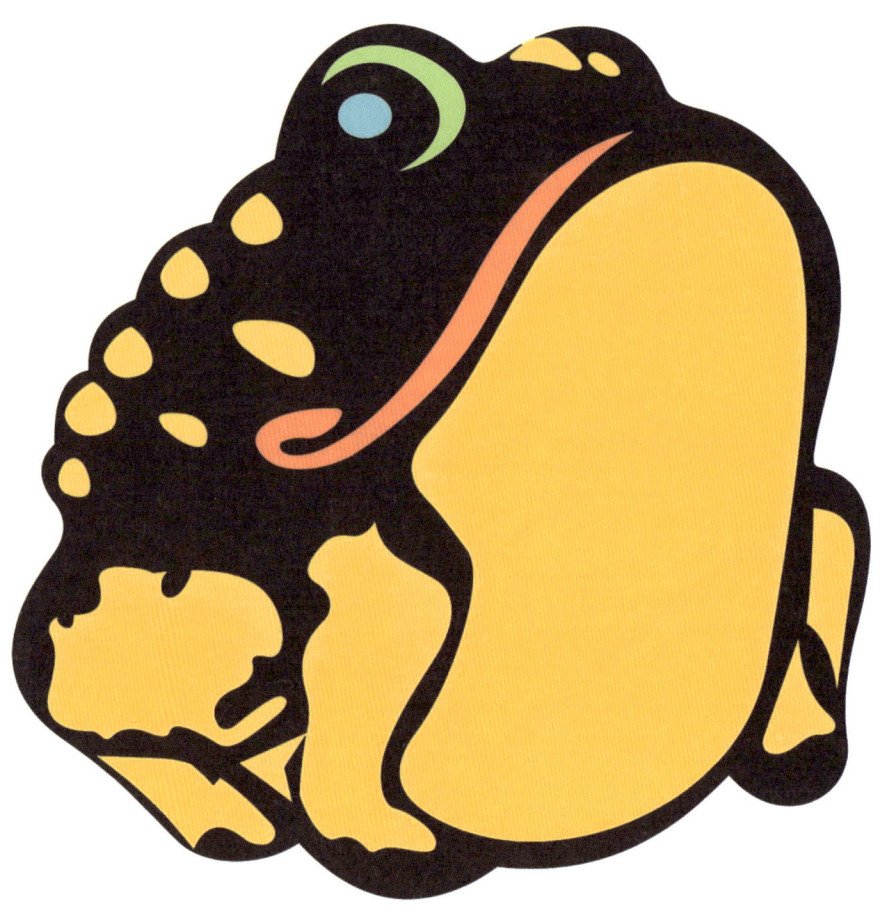

피 석 장으로 사용

기쁨 세배

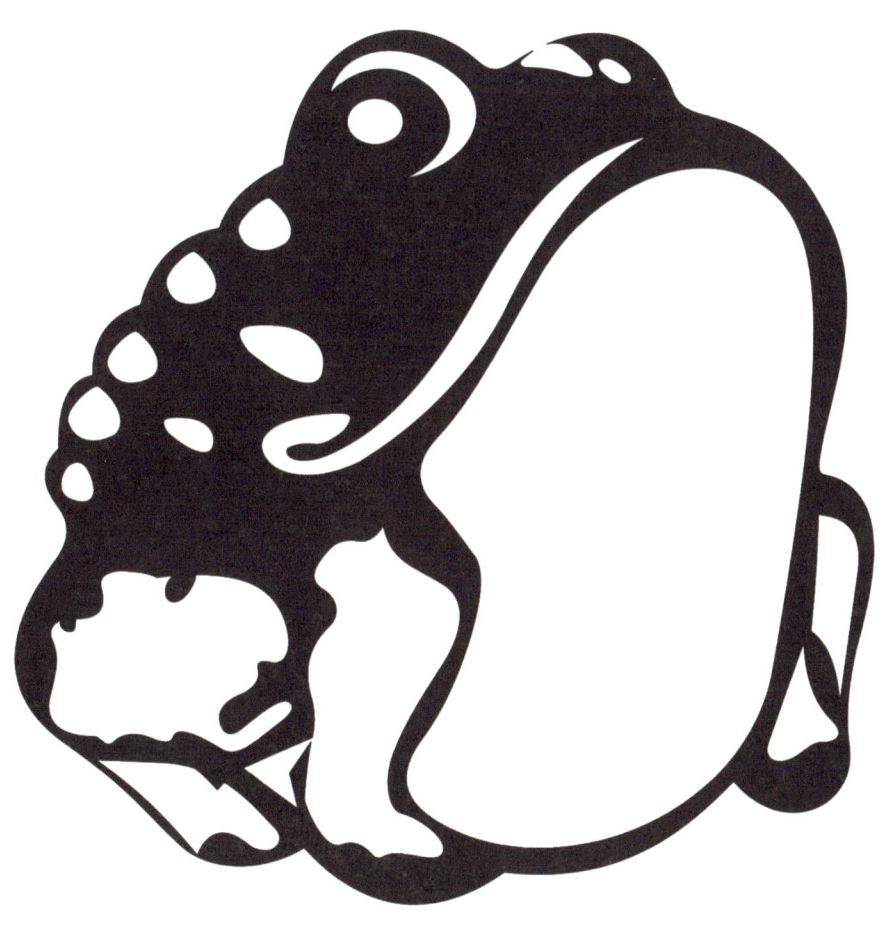

피 석 장으로 사용

라투 조커(보너스 패)

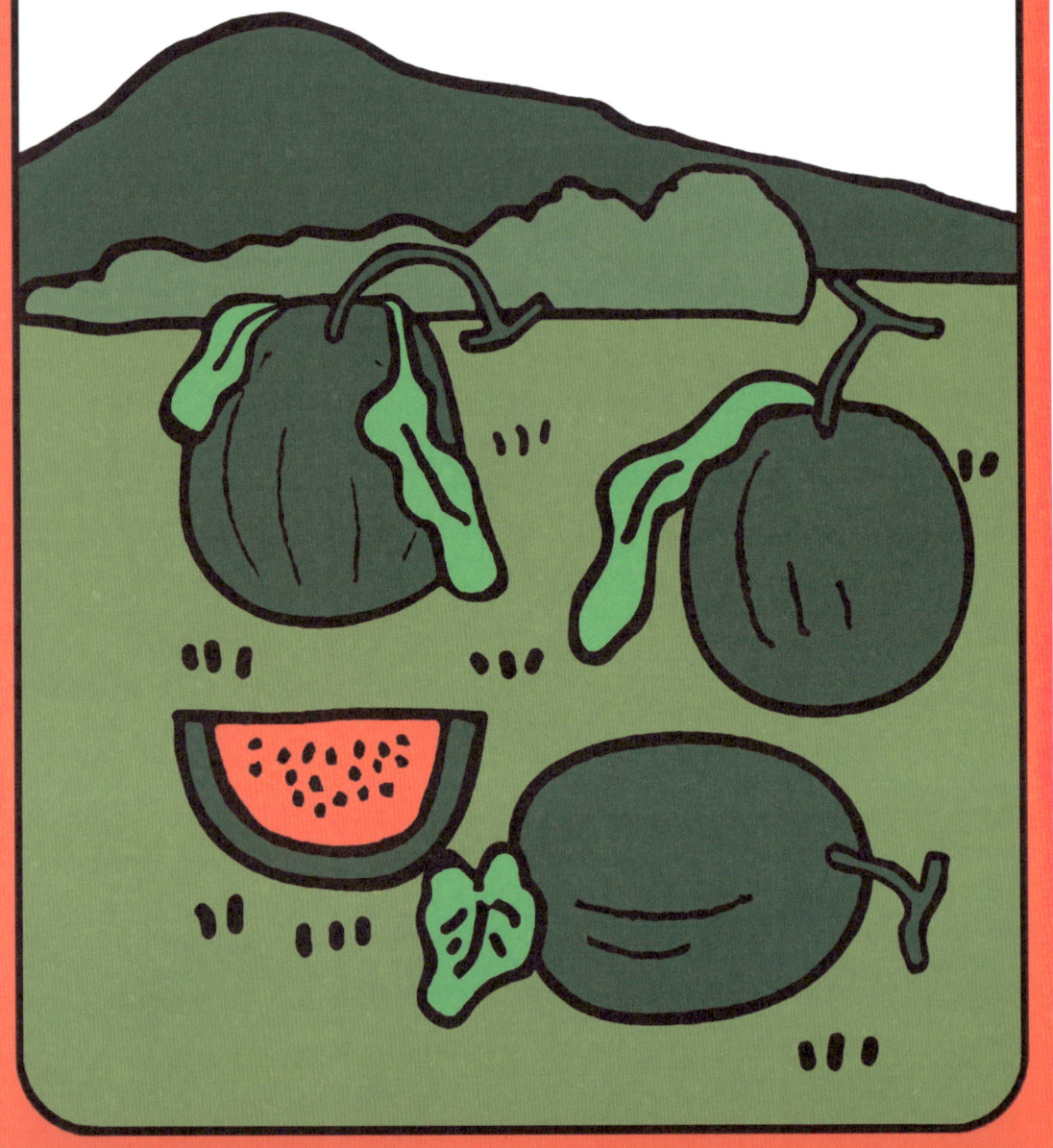

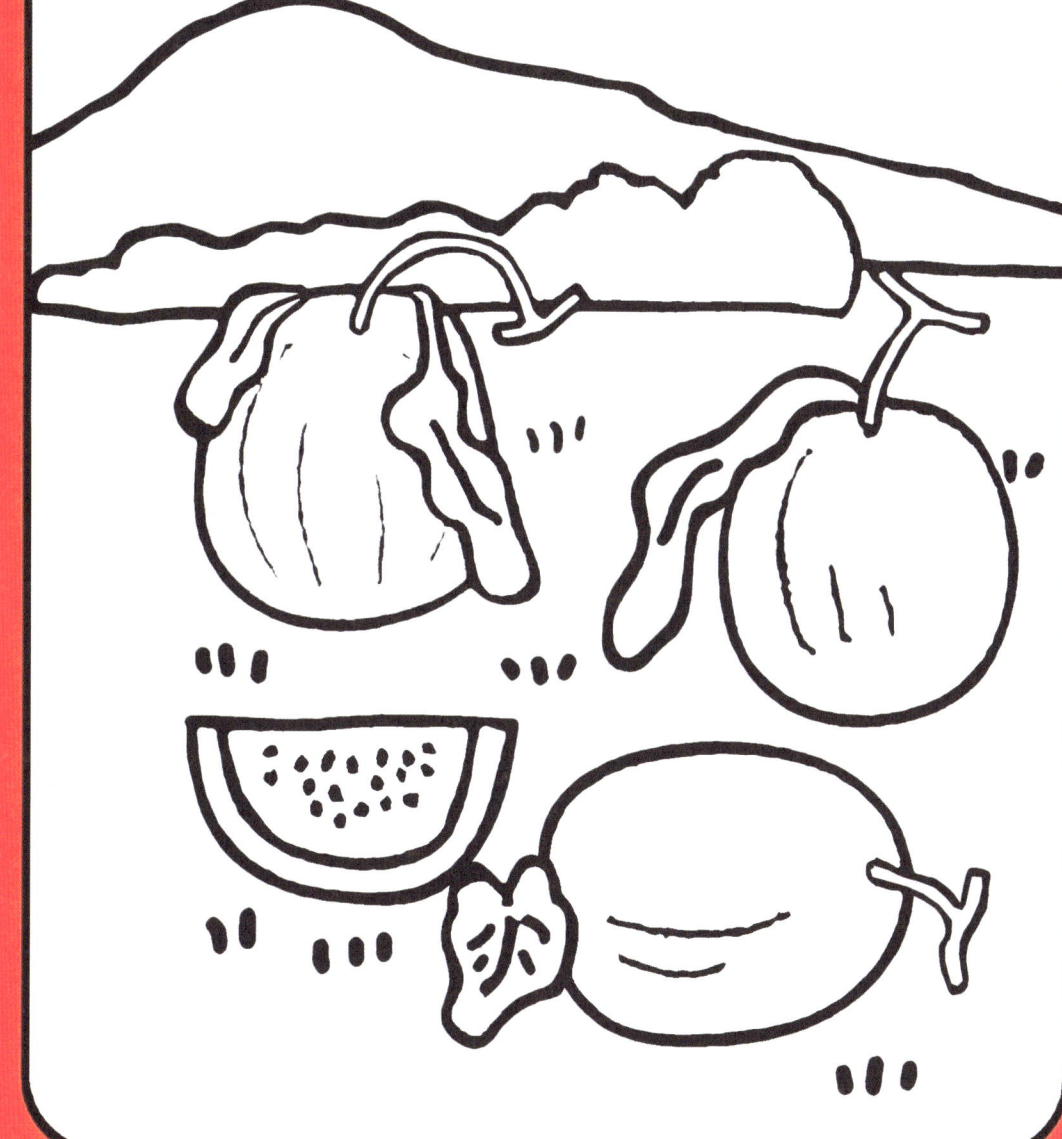

라투 조커(보너스 패)

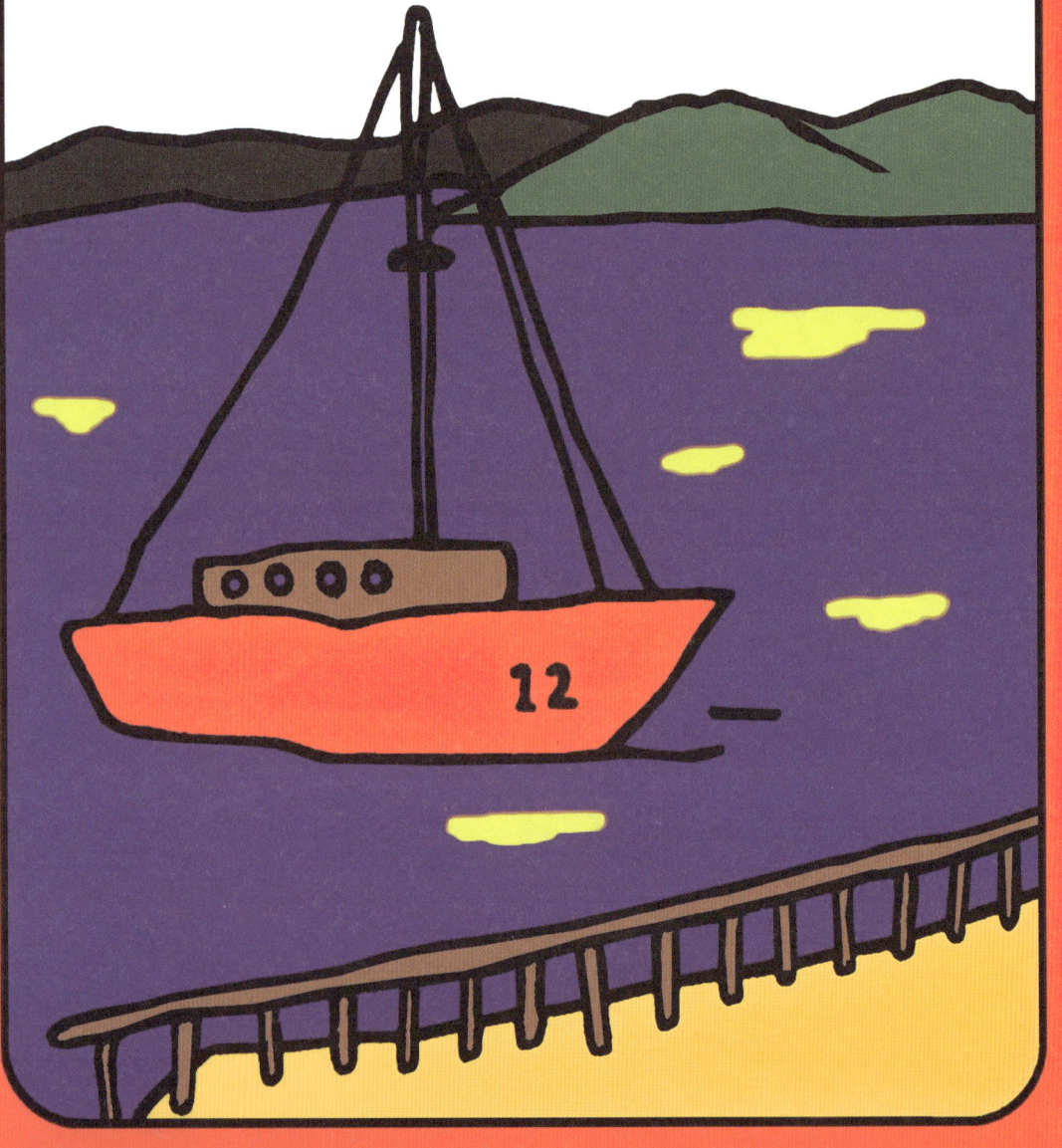

목포항
♪ 목포의 눈물 ♪

상투 조커(보너스 패)

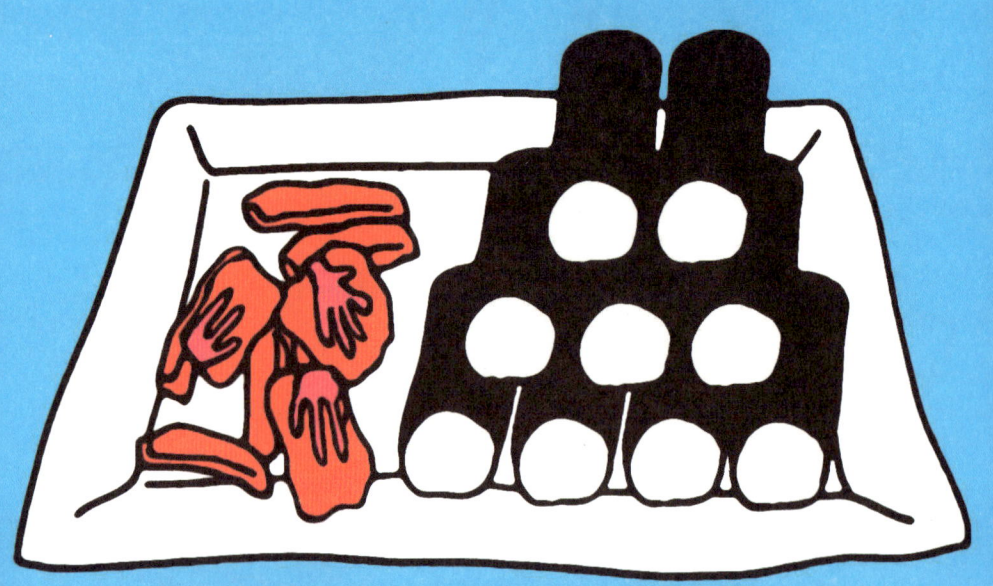

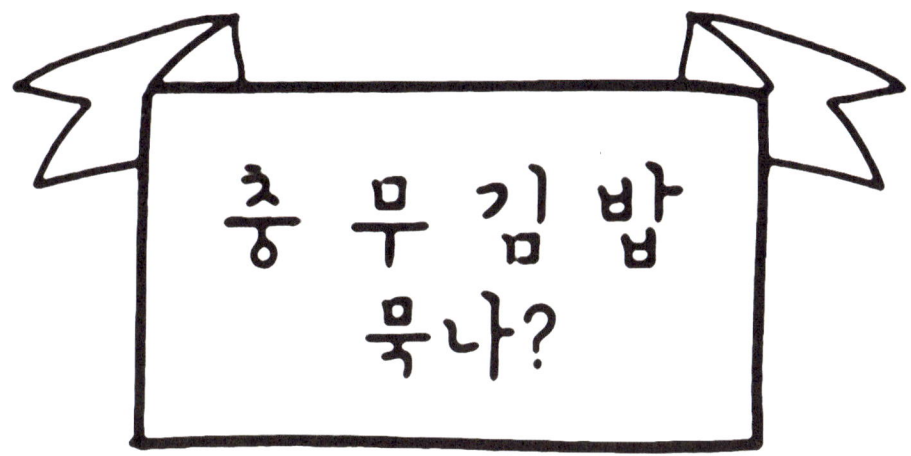
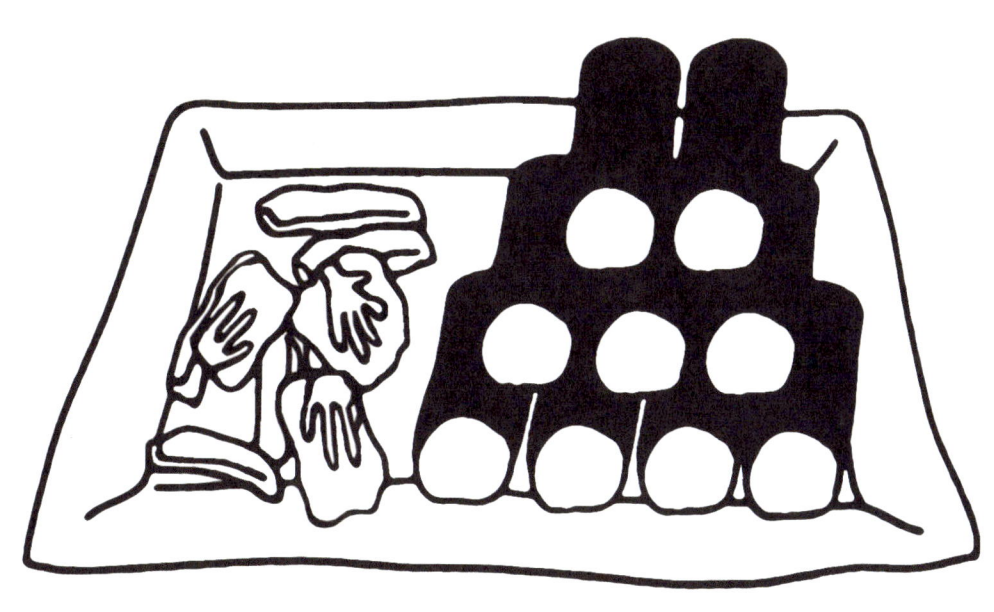

상투 조커(보너스 패)

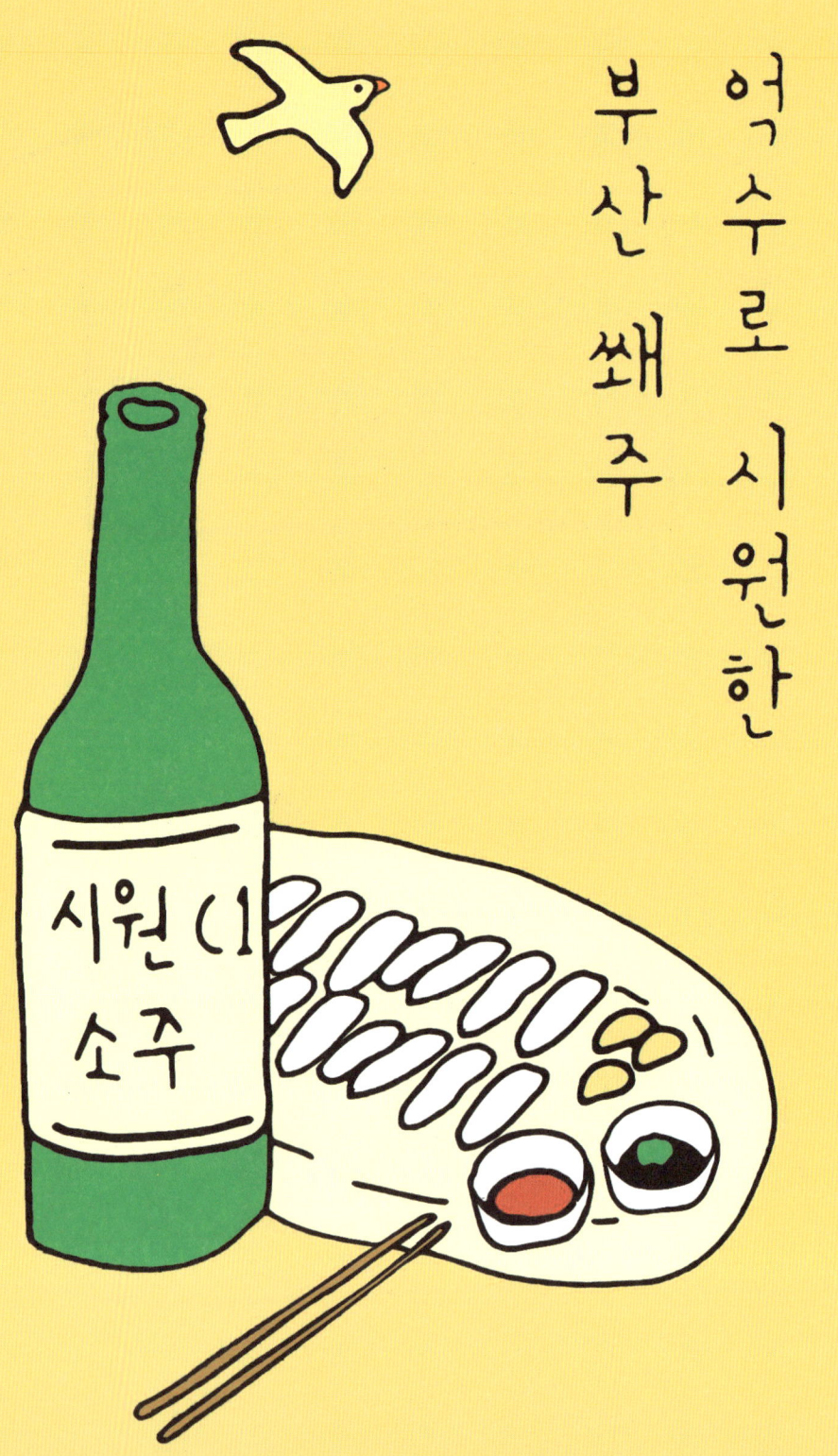

억수로 시원한
부산 쐬주

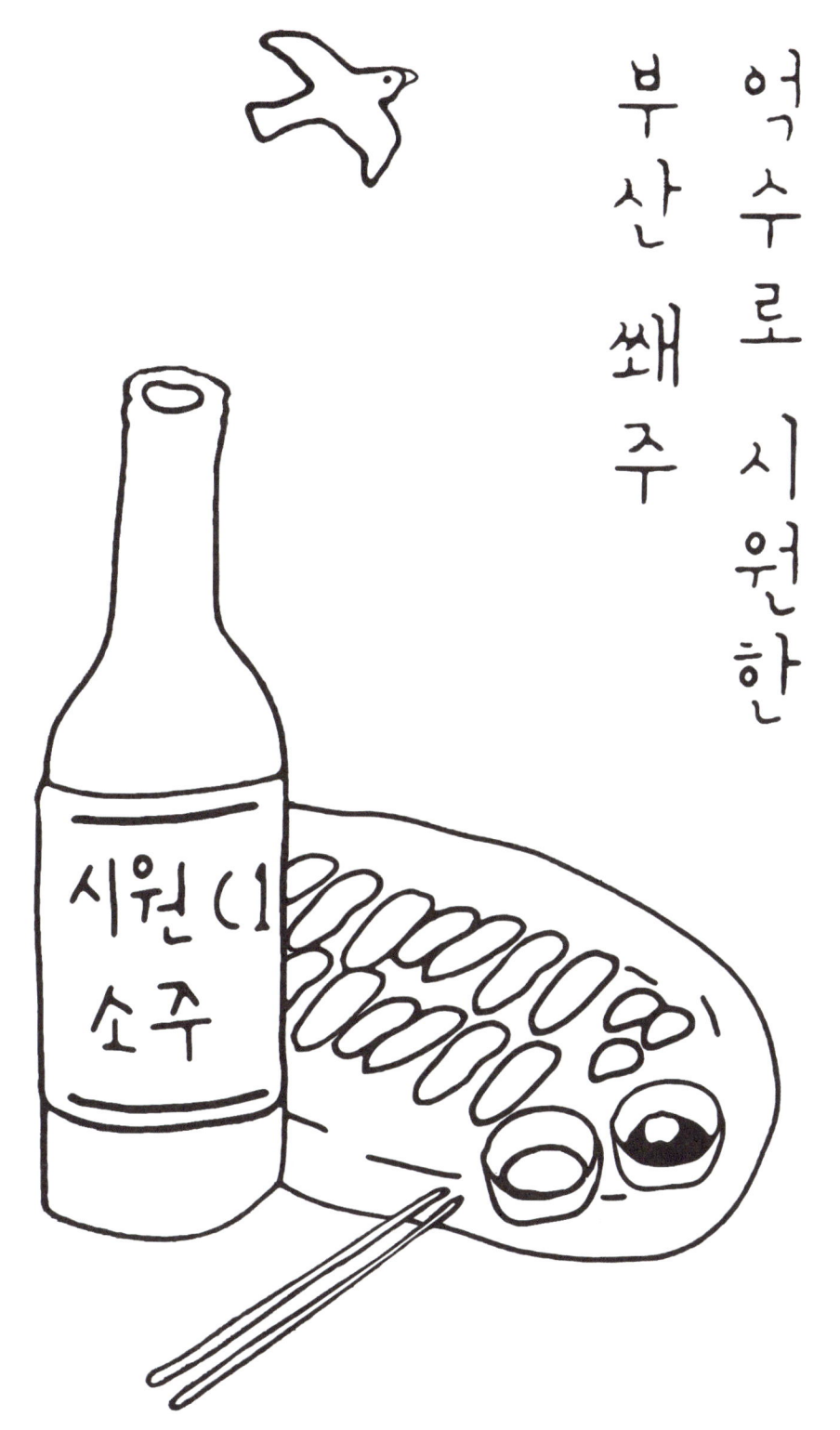

제투 조커(보너스 패)

우 도

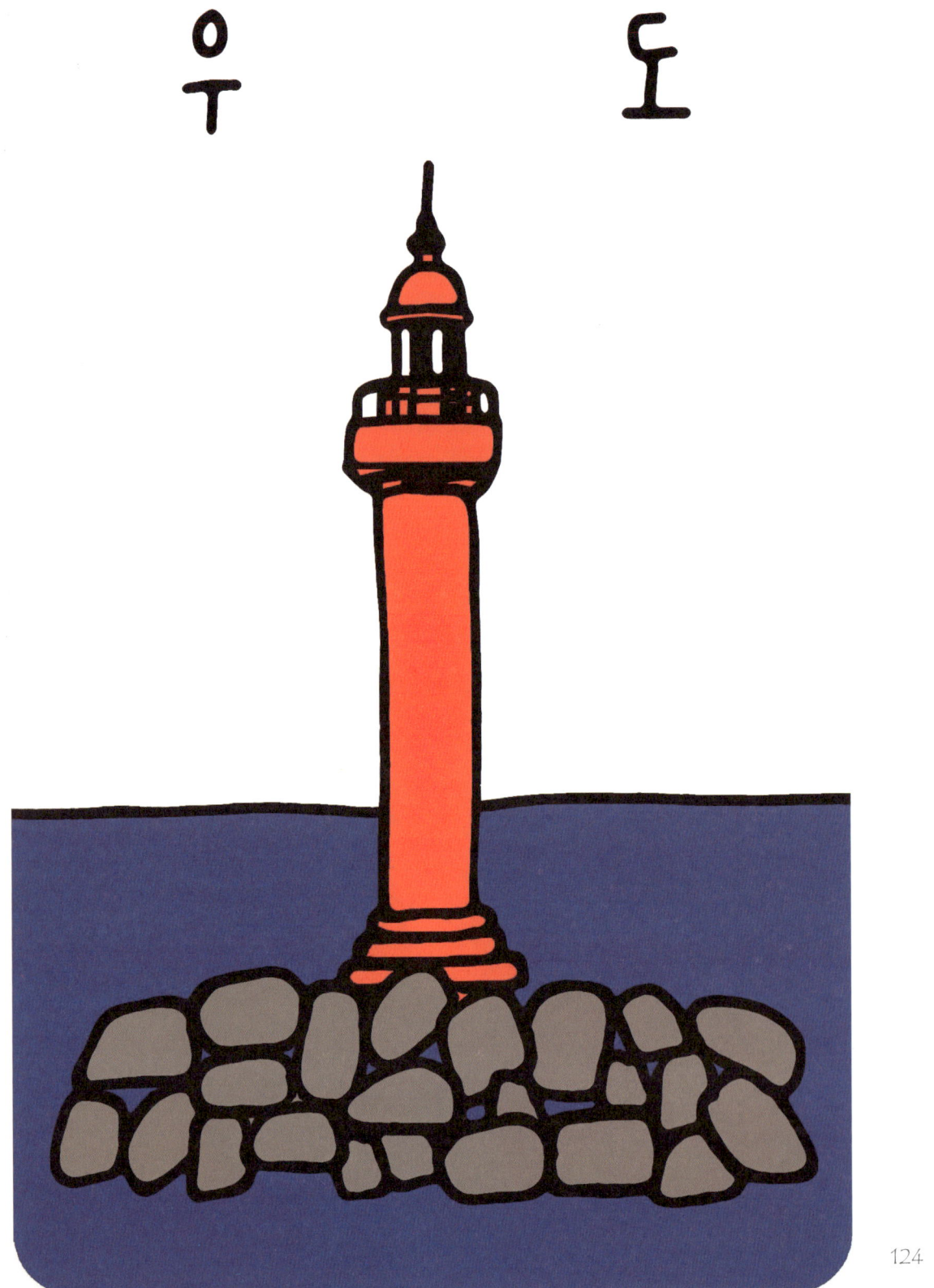

عُ ج

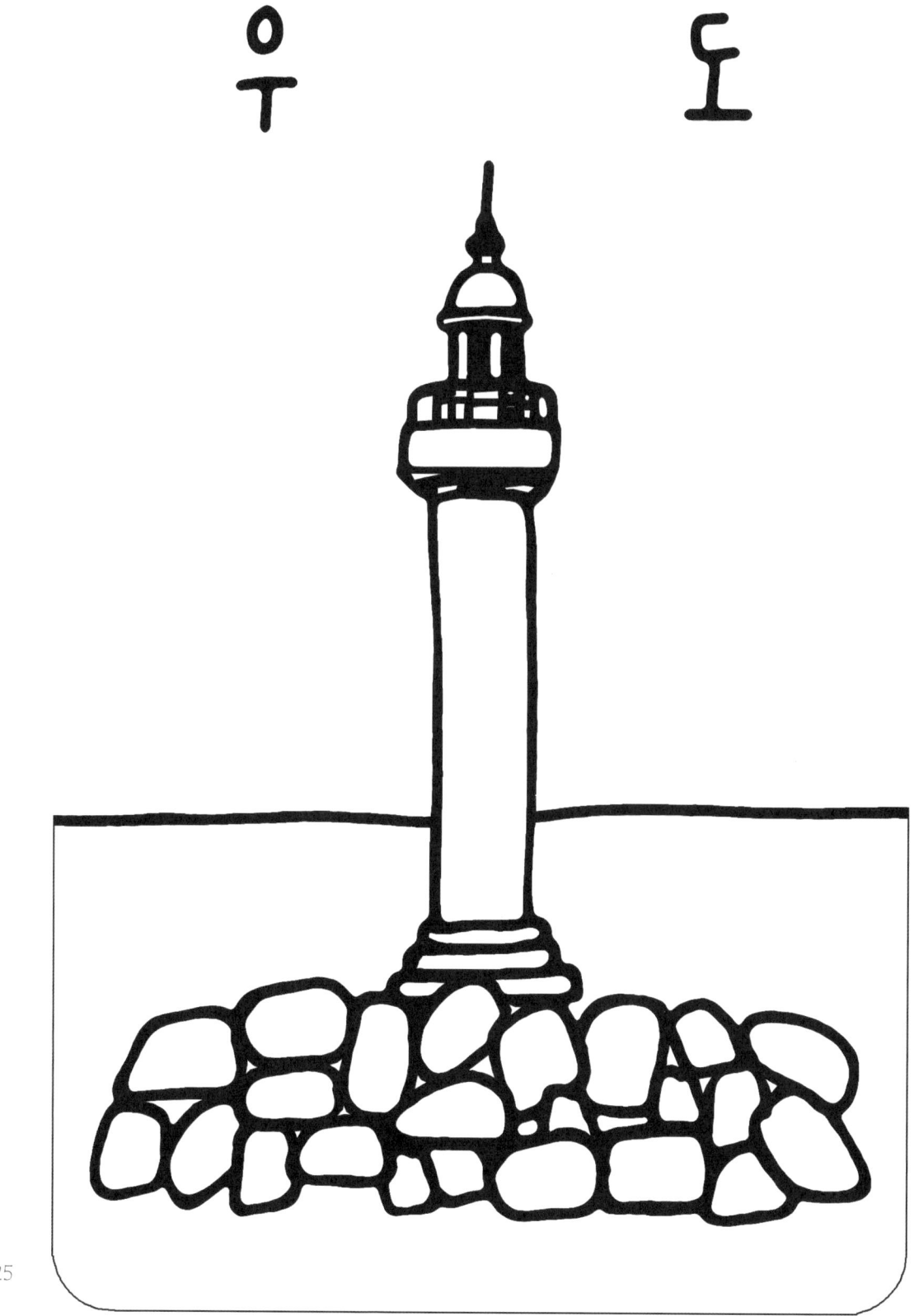

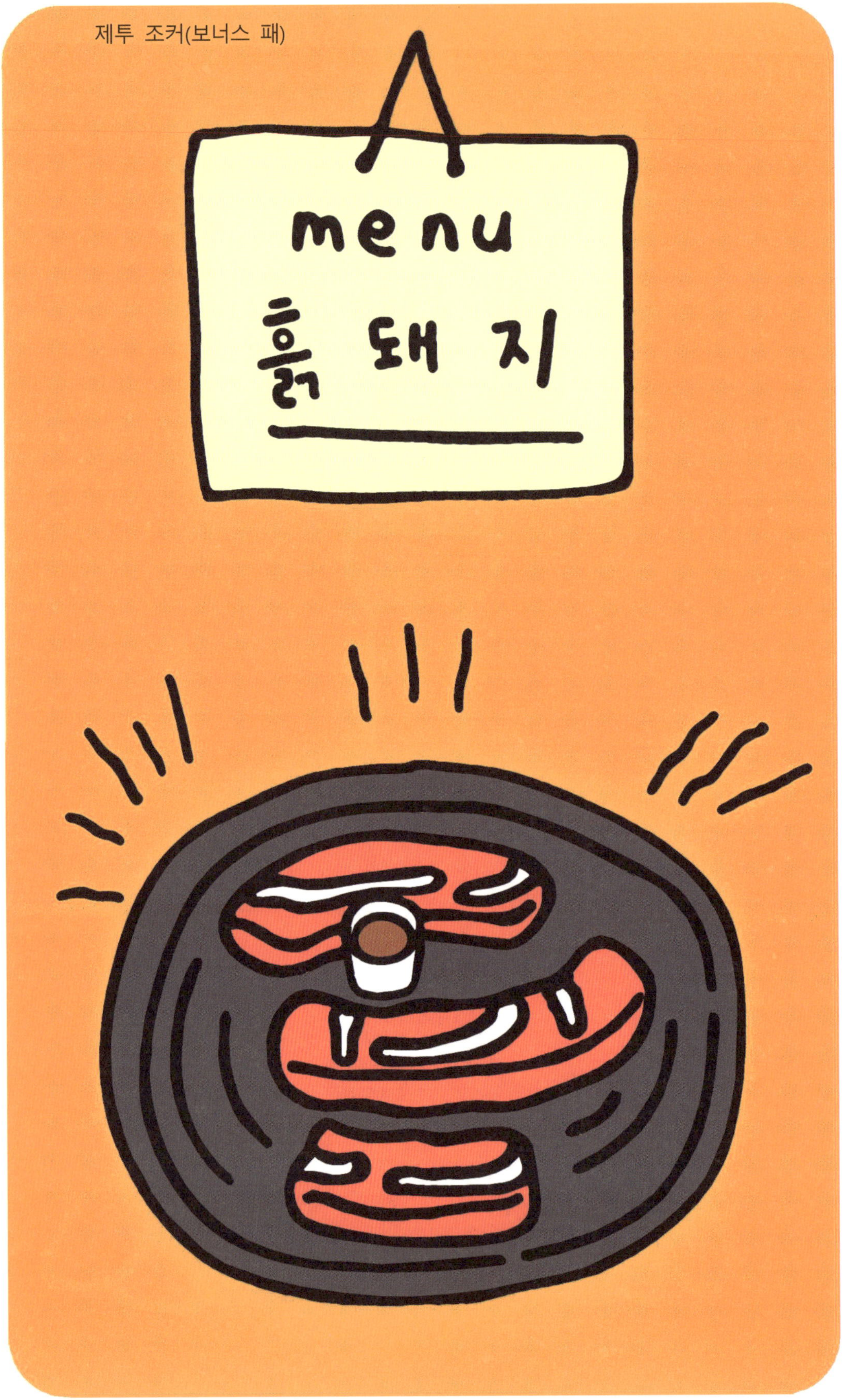

제투 조커(보너스 패)

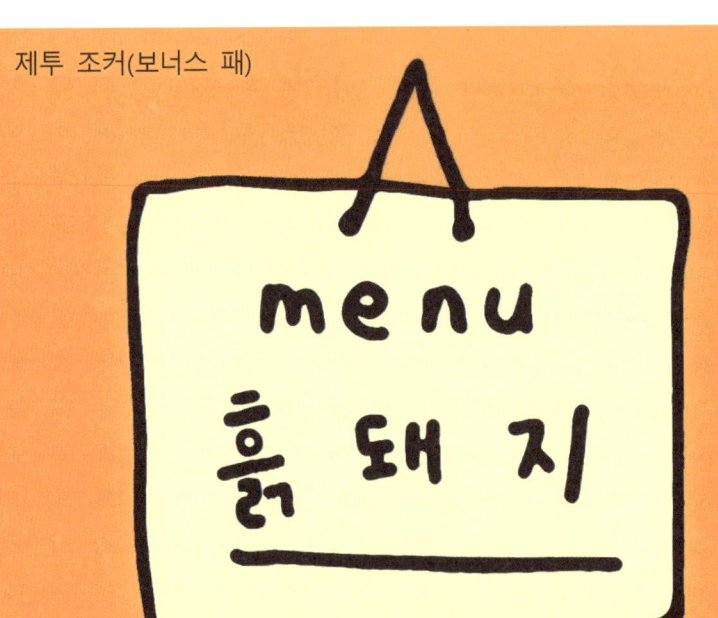

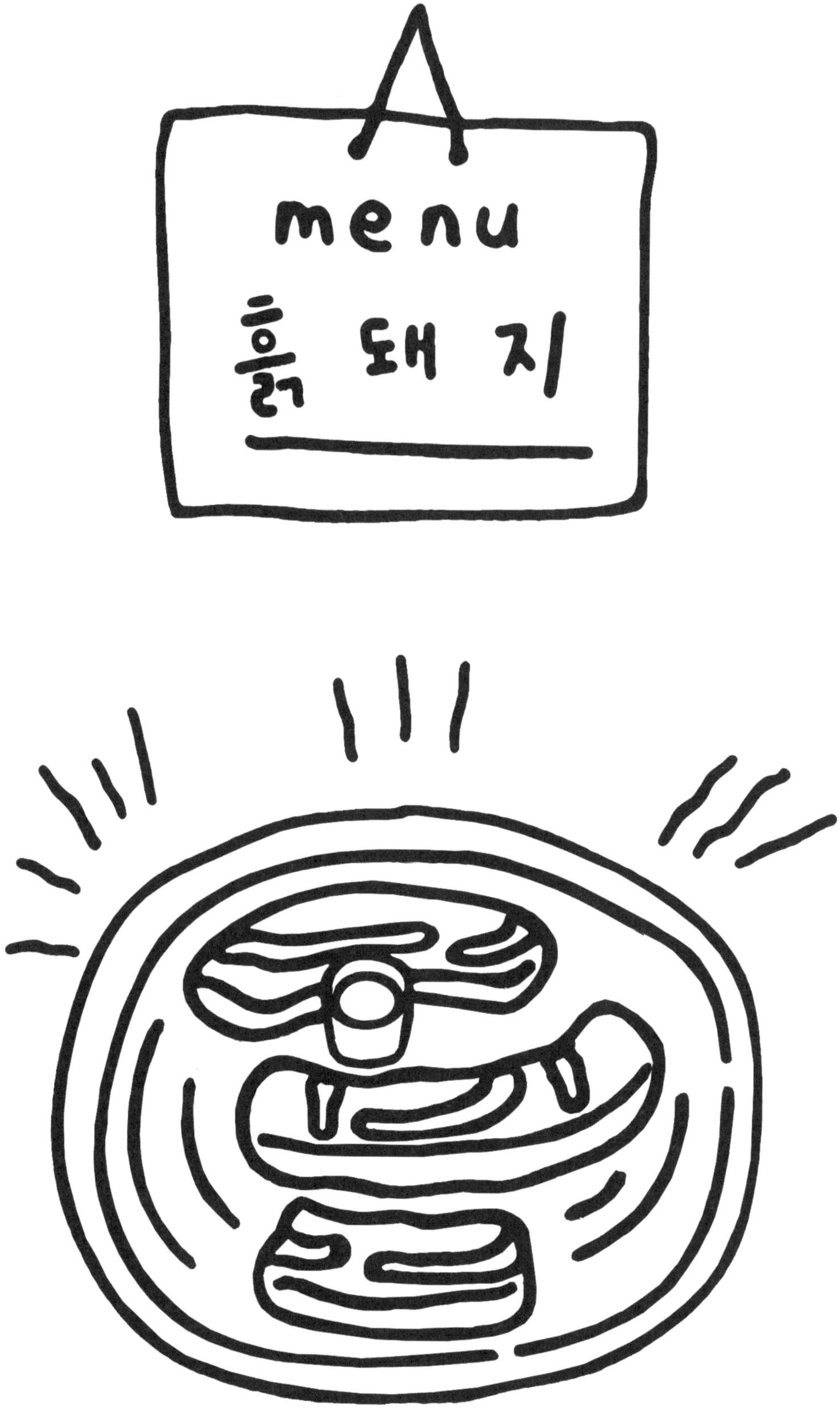

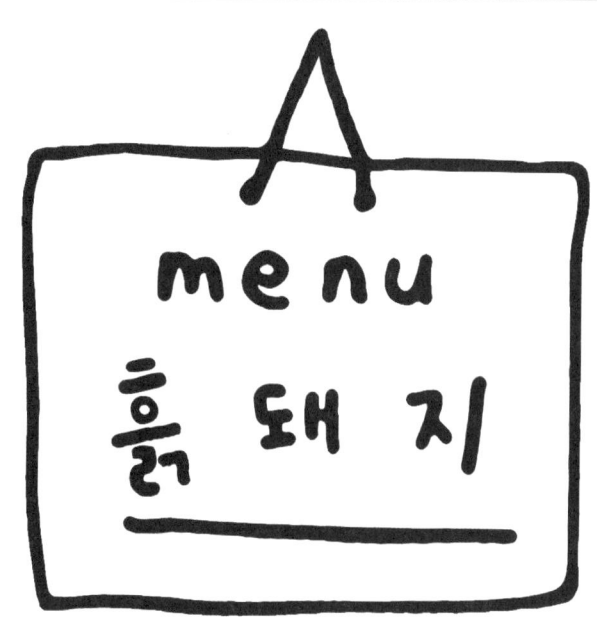

누구나 쉽게 따라 할 수 있는
화투 색칠하기

1판 2쇄 인쇄 | 2023. 2. 9.
1판 2쇄 발행 | 2023. 2. 13.

엮은이 | 치매예방놀이연구회
펴낸이 | 윤옥임

펴낸곳 | 브라운힐
서울시 마포구 신수동 219번지
대표전화 (02)713-6523, 팩스 (02)3272-9702
등록 제 10-2428호
ⓒ 2023 by Brown Hill Publishing Co. 2023, Printed in Korea

ISBN 979-11-5825-116-1 13650
값 12,000원

☞ 잘못 만들어진 책은 바꾸어 드립니다.